# DE L'EMPLOI

# DU PROTARGOL

ET EN GÉNÉRAL

# DES SELS D'ARGENT

## en Thérapeutique oculaire



rouge

PAR

LE DOCTEUR PHILIPPE VALENÇON
De la Faculté de Paris,
Chef de clinique ophtalmologique du Dr A. Darier,
Ancien externe des hôpitaux,
Médaille de bronze de l'Assistance publique.

PARIS
TYPOGRAPHIE A. DAVY
52, RUE MADAME, 52

1898

# DE L'EMPLOI
# DU PROTARGOL



ET EN GÉNÉRAL

# DES SELS D'ARGENT
## en Thérapeutique oculaire

PAR

LE DOCTEUR PHILIPPE VALENÇON
De la Faculté de Paris,
Chef de clinique ophtalmologique du Dr A. Darier,
Ancien externe des hôpitaux,
Médaille de bronze de l'Assistance publique.

PARIS
TYPOGRAPHIE A. DAVY
52, RUE MADAME, 52

1898

A MON PÈRE

Hommage respectueux

# INTRODUCTION

Depuis bientôt quatre ans, que nous assistons M. le Dr A. Darier, tant à sa clinique de Paris qu'à celle de Saint-Denis, nous avons suivi avec un vif intérêt ses recherches sur l'emploi de différents sels d'argent en thérapeutique oculaire. Nous avons ainsi appris à connaître l'Argentamine, l'Itrol et leur efficacité respective. Mais nous avons réuni plus spécialement dans cette thèse inaugurale les connaissances que nous avons acquises sur le Protargol et sa valeur thérapeutique dans les affections sécrétantes de la conjonctive. Les observations nombreuses que nous avons recueillies et classées conformément aux données actuelles de la clinique et de la bactériologie oculaires, les résultats que nous avons constatés, nous permettent aujourd'hui d'établir des conclusions précises sur le mode d'emploi le plus efficace de cette nouvelle préparation argentique.

C'est guidé et conseillé par notre excellent maître, M. le Dr A. Darier, que nous avons entrepris ce travail; nous sommes heureux de pouvoir lui exprimer ici notre profonde reconnaissance.

Nous conservons un précieux souvenir de nos premiers maîtres, MM. Gérart-Marchand, Gouraud et Abadie.

A M. Gougenheim, MM. les Professeurs agrégés Brun et Marchand qui ont bien voulu nous agréer comme externe dans leur service, nous adressons l'expression de notre sincère gratitude.

Nous tenons à témoigner à M. le Professeur Panas, qui a bien voulu accepter la présidence de notre thèse, nos respectueux remerciements.

Je ne saurais enfin oublier les conseils sympathiques de M. le Dr Morax, qui ont été pour moi d'une grande utilité pour la partie bactériologique de cet écrit.

---

## DIVISION DU SUJET

Nous allons passer en revue tout d'abord les principaux agents pathogènes des conjonctivites aiguës, puis nous rappellerons brièvement le mode d'emploi du nitrate d'argent, le *modus faciendi* des cautérisations qui doit être le même dans ses grandes lignes pour chacun des sels d'argent que nous allons examiner, la substance et le titre de la solution différant seuls.

Nous ne saurions nous étendre longuement sur l'Itrol, nous l'avons expérimenté trop peu, pour nous permettre d'en apprécier la valeur thérapeutique exacte.

L'Argentamine, à qui nous avons reconnu quelques supériorités dans certains cas, nous arrêtera davantage.

Enfin, nous arriverons au Protargol, dont nous exposerons aussi complètement que possible, les propriétés physiques, chimiques et thérapeutiques, d'après les recherches que nous avons faites à son sujet.

## Agents pathogènes des conjonctivites aiguës

Dans ces dernières années, la bactériologie est entrée davantage dans le domaine de l'ophtalmologie pour apporter son concours à la clinique et fixer d'une façon plus précise l'étiologie des diverses conjonctivites.

Le terme général « conjonctivite catarrhale » qu'on employait à chaque instant pour désigner des affections tout à fait différentes, tend de plus en plus à disparaître ou, du moins, à s'appliquer plus spécialement aux différentes formes de réaction conjonctivale dont la pathogénie est encore mal connue. L'ophtalmie des nouveaù-nés, la conjonctivite leucorrhéique, la conjonctivite purulente de l'adulte qui reconnaissent le même agent pathogène, le gonocoque, sont maintenant réunis sous cette seule dénomination : conjonctivite purulente à gonocoques. Mais il reste encore à faire pour être en possession d'une classification complète des conjonctivites basée uniquement sur la bactériologie ; car, si l'examen microscopique de la sécrétion conjonctivale donne souvent des renseignements très précis, parfois, cependant il reste muet, les cultures de même, et l'on doit s'en rapporter dès lors aux données cliniques et anatomiques seules pour poser le diagnostic et établir le traitement convenable.

Les différents agents pathogènes que l'on a successivement reconnus dans la sécrétion conjonctivale ont fait distinguer les formes suivantes de conjonctivites :

# I

## Conjonctivite aiguë contagieuse a bacilles de Wecks.

La conjonctivite aiguë contagieuse, appelée vulgairement « cocotte », causée par la présence de bacilles extrêmement fins qui furent signalés pour la première fois par Koch en 1883 et que Wecks en 1885 a bien étudiés, d'où le nom de bacilles de Wecks sous lequel ils sont communément désignés. Il est assez facile de les déceler dans la sécrétion conjonctivale au simple examen microscopique (objectif à immersion 1/12 oculaire 3). On étale sur une lamelle un peu de sécrétion prélevée comme d'habitude avec l'anse de platine dans le cul-de-sac inférieur de la conjonctive, on sèche et on colore avec la solution de bleu de méthylène phéniquée. Un autre mode de coloration, permettant de reconnaître facilement ces petits bacilles, consiste à colorer d'abord la lamelle par le Gram et à recolorer ensuite avec une solution hydro-alcoolique de fuchsine faible : les bacilles, qui n'ont pas pris le Gram, se détachent alors nettement en rose pâle, en dedans ou en dehors des cellules.

Il est assez difficile d'en obtenir des cultures pures. Les milieux employés généralement en bactériologie, gélatine, humeur aqueuse, sérum liquide, pomme de terre..., etc..., ne donnent pas de résultats. La gélose à 0,5 p. 100 est le milieu le plus favorable à leur développement (Morax). Ils sont sans action pathogène sur les animaux, mais déposés sur la conjonctive humaine, ils reproduisent exactement l'affection qui a permis de les recueillir (Wecks, Morax), ce qui explique la facilité de la contagion et le caractère quasi-épidémique de cette variété de conjonctivite. Pouvant affecter des types cliniques très variés, la conjonctivite aiguë contagieuse présente parfois des symptômes tels que le diagnostic peut être facilement erroné. Les enfants nouveau-nés peuvent en être atteints (Panas, Morax), la tuméfaction des paupières peut être considérable, la sécrétion abondante et franchement purulente ; la cornée peut se prendre et présenter depuis la simple infiltration jusqu'aux véritables ulcérations superficielles avec hypopyon ; il peut enfin se faire un exsudat pseudo-membraneux. L'examen microscopique en venant démontrer l'existence des fins bacilles de Wecks dans la sécrétion conjonctivale, permet alors seulement d'éviter l'erreur que l'on eût fait en portant le diagnostic de conjonctivite gonoccique, auquel de tels symptômes auraient pu conduire.

## II

### Conjonctivite subaiguë a diplobacilles de Morax.

La conjonctivite subaiguë à diplobacilles, qui reconnaît comme agent pathogène des bacilles à extrémités arrondies présentant dans leur partie médiane une ligne de segmentation plus ou moins nette qui leur donne l'aspect de diplobacilles. Ils ont été isolés et étudiés par M. Morax en 1896. Ils se décolorent par la méthode de Gram. On les reconnaît facilement dans les préparations en suivant la même voie que nous avons tracée succinctement à propos des bacilles de Wecks.

Notons cependant que pour avoir une préparation riche en diplobacilles, il est préférable de recueillir avec le fil de platine et d'étaler sur la lamelle la petite masse muco-purulente grisâtre, concrétée dans l'angle interne des paupières.

Ces diplobacilles se développent facilement dans le bouillon additionné d'un tiers de liquide d'ascite où ils forment des colonies très abondantes (Morax). Inoculés à l'homme, ils reproduisent la conjonctivite subaiguë qui, par conséquent, est contagieuse.

## III

### Conjonctivite purulente a gonocoques de Neisser.

La conjonctivite purulente à gonocoques, dont l'agent pathogène se reconnaîtra facilement à l'examen microscopique, en choisissant de préférence comme matière colorante le bleu de méthylène phéniqué ou la thionine phéniquée en solution à 1/2 p. 100. Quand la sécrétion est abondante, les gonocoques sont à la fois intra et extra-cellulaires, mais on ne les rencontre guère qu'à l'intérieur des phagocytes en cas d'affection peu intense, et leur recherche doit alors être faite avec soin.

---

Ce sont ces trois variétés de conjonctivites aiguës que, seules, nous ayions observées dans ces derniers mois où nous nous sommes préoccupés surtout de contrôler nos différents diagnostics cliniques par des examens microscopiques. Nous n'avons pas eu l'occasion de rencontrer les autres variétés : conjonctivites à bacilles de Loëfler, à streptocoques, à pneumocoques. Ces dernières formes sont d'ailleurs rares, et l'examen microscopique peut parfois même conduire à un diagnostic erroné, plusieurs de ces microbes se trouvant fréquemment associés. Telle conjonctivite pseudo-membraneuse typique peut présenter du pneumocoque en masse à l'examen sur lames, alors que la culture sur sérum donne du bacille de Loëfler très abondant, et que l'inoculation à une souris ne tue pas l'animal, ce qui est l'habiude pour le pneumocoque virulent (Lapersonne). Si l'on rappelle que parfois il est impossible de trouver aucun microbe dans les sécrétions et fausses membranes conjonctivales, même par des examens microscopiques répétés ; qu'il existe des conjonctivites où la bactériologie n'a pas encore démontré l'existence de microbes caractéristiques : telles, les conjonctivites phlyctenulaire, printanière, granuleuse, sans oublier l'herpès conjonctival ; on est alors amené à dire qu'il y a seulement trois variétés de conjonctivites ayant chacune leur microbe spécifique, qui puissent être facilement diagnostiquées par l'examen microscopique.

La conjonctivite à bacilles de Wecks ;

La conjonctivite à diplobacilles de Morax ;

La conjonctivite à gonocoques de Neisser.

Nous rapprocherons la conjonctivite à bacilles de Loëfler de ce groupe, à qui l'on pourrait peut-être attribuer la dénomination générale de conjonctivites contagieuses pour en rappeler la facilité de transmission.

C'est en traitant ces conjonctivites contagieuses que nous avons appris à connaître les différents sels d'argent que nous allons examiner.

## De la manière de pratiquer les cautérisations au Nitrate d'argent

Le nitrate d'argent est considéré comme le remède par excellence contre les inflammations de la conjonctive. Introduit au siècle dernier dans la thérapeutique oculaire par Saint-Yves, ce n'est guère que dans la seconde moitié de ce siècle qu'il est véritablement passé dans le domaine de la pratique courante. On éprouvait en effet des craintes bien légitimes à introduire dans un œil enflammé un caustique aussi énergique, capable déjà de provoquer dans un œil sain par plusieurs applications une irritation violente de la conjonctive. Mais entre les mains des praticiens ophtalmologistes, il fit merveille, notamment dans les conjonctivites à bacille de Wecks et à gonocoques où les instillations et les cautérisations de la muqueuse conjonctivale avec la solution de pierre infernale sont devenues le traitement classique.

Les solutions généralement employées sont celles à 1/2, 1, 2 et 3 p. 100, la nécessité de solutions plus fortes ne se faisant pas sentir, puisqu'en touchant plus ou moins énergiquement et plus ou moins souvent la muqueuse enflammée, on peut toujours rendre l'action de la cautérisation plus ou moins intense. Un bon conseil à suivre est celui donné par Fuchs : Ne jamais cautériser le soir, car les paupières restant fermées après la cautérisation, toute la masse sécrétée resterait pendant le sommeil dans le cul-de-sac conjonctival et y déterminerait un surcroît d'irritation.

Dans les conjonctivites à bacilles de Wecks une cautérisation journalière avec la solution 1 p. 100, rarement avec celle à 2 p. 100 en cas d'intensité très marquée, amène la guérison ordinairement en une dizaine de jours ; il sera bon d'espacer davantage les cautérisations lorsque la sécrétion aura diminué et dès qu'elle aura disparu, on devra même les cesser complètement. On s'en tiendra dès lors aux prescriptions d'hygiène générale pendant un certain temps : lavages fréquents à l'eau boriquée ; séjour au grand air ; éviter l'air vicié, la fumée, les poussières, le travail le soir à la lumière artificielle.

Ces cautérisations pratiquées au pinceau imprégné de la solution du nitrate d'argent sont rendues plus difficiles dans les *conjonctivites à gonocoques*, où plus souvent que dans les autres conjonctivites le gonflement des paupières et le chémosis sont tels que tout attouchement de l'œil malade est particulièrement douloureux. Si donc le patient est nerveux, ou ce qui est l'ordinaire, si on a affaire à un bébé de quelques jours, le renversement de la paupière supérieure, nécessaire pour aller faire porter la cautérisation au fond du cul-de-sac supérieur de la conjonctive, est très délicat et ne pourra être obtenu que par un praticien très habitué. Bien plus, s'il s'ajoute à cet état pathologique des paupières une étroitesse physiologique de la fente palpébrale, la difficulté du renversement des paupières en sera encore augmentée; les cautérisations pourront être incomplètes et ne porter que sur une faible portion de la conjonctive ; le cul-de-sac supérieur sera négligé et la sécrétion purulente y séjournant avec ses agents pathogènes pourra déterminer l'ulcération de la cornée, voire même la fonte purulente de l'œil. Il est donc indispensable pour éviter un pareil désastre de faire porter les cautérisations sur toute l'étendue de la conjonctive et de ne pas négliger notamment celle du cul-de-sac supérieur. Pour y arriver, dans les cas difficiles, nous ne saurions indiquer une meilleure méthode que celle préconisée par M. le Dr Abadie. « Si, par indocilité du malade ou par obstacle mécanique, étroitesse de la fente palpébrale, rigidité des paupières, la cautérisation du cul de-sac supérieur n'est plus possible, il ne faudra pas se contenter d'une cautérisation par à peu près. Si le malade est par trop pusillanime, on emploiera le chloroforme. Si la fente palpébrale est par trop rétrécie, elle sera fendue largement au niveau de la commissure externe, afin de se donner du jour. » Les cautérisations ainsi pratiquées seront faites dans les cas graves toutes les douze heures avec la solution de nitrate d'argent 3 p. 100; dans les cas moyens, les cautérisations bi-quotidiennes avec la solution à 2 p. 100 seront suffisantes. Dans l'intervalle, on pourra instituer les irrigations fréquentes avec la solution de nitrate à 1 p. 1000 comme le conseille Burchardt, ou ce qui est préférable, celles-ci étant généralement mal supportées, avec la solution de permanganate de potasse à 1 p. 3000.

Après chaque cautérisation au nitrate d'argent, on ne doit pas non plus négliger ce fait important : après avoir bien étendu avec le pinceau le caustique sur toute la surface conjonctivale, il faut avoir soin d'en éloigner l'excédent qui, se déposant toujours en petite quantité dans le cul-de sac, pourrait attaquer la cornée. Il sera bon dès lors de le neutraliser par un léger lavage à l'eau salée, à l'eau ordinaire, ou bien encore par un massage délicat des paupières, de le faire sortir avec les larmes dont la sécrétion est momentanément provoquée en abondance par la cuisson vive que détermine la cautérisation. De même on proscrira absolument tout bandeau occlusif consécutif, dont l'application n'aurait d'autre effet que de faire stationner sous les paupières toutes les masses sécrétées irritantes et pathogènes.

Telle est la technique des cautérisations au nitrate d'argent pratiquées aujourd'hui presque universellement ; par les services qu'elles ont rendues aux ophtalmologistes elles méritent la place qu'elles occupent au premier rang dans le traitement des conjonctivites. Nous devons cependant remarquer que leur action n'est véritablement efficace et curative que dans les conjonctivites à bacilles de Wecks et à gonocoques ; dans la conjonctivite à pneumocoques, les instillations de collyre au nitrate d'argent sont encore les meilleures ; mais dans la conjonctivite à diplobacilles de Morax, dans les conjonctivites à bacilles de Lœfler, à streptocoques, elles doivent céder la place à d'autres interventions plus efficaces que nous ne pouvons examiner ici pour ne pas sortir du cadre que nous nous sommes tracé.

Après avoir montré l'excellence des cautérisations au nitrate d'argent, nous devons aussi en signaler les quelques inconvénients. D'abord, elles sont très douloureuses, la cuisson qu'elles déterminent dans les yeux oblige à l'instillation préalable de quelques gouttes de solution de cocaïne 3 p. 100 pour obtenir une anesthésie locale relative, toujours insuffisante, et provoquant de plus une mydriase temporaire assez gênante. L'application prolongée du nitrate sur la conjonctive donne à celle-ci une teinte bronzée qui ne disparaît plus dans la suite, c'est ce qu'on appelle l'argyrose, phénomène dû à la formation d'oxyde et d'albuminate d'argent dans les fibres élastiques du tissu conjonctival. Mais ce sont là des faits peu importants comparés à ceux que peuvent produire des cautérisations trop énergiques ou intempestives! Lorsqu'on étend la solution de pierre infernale sur la conjonctive, il se forme à sa surface une couche mince de teinte blanc bleuâtre, dû à la coagulation de l'albumine des cellules superficielles de l'épithélium sous l'influence du caustique. Cette petite escarre s'élimine assez rapidement et avec elle les micro-organismes détruits en même temps que les cellules épithéliales. Mais si la cautérisation est faite trop largement la texture de la conjonctive se trouvera profondément atteinte il y aura augmentation exagérée des symptômes subjectifs et des accidents pourront se produire. Bien trop souvent encore dans une conjonctivite légère traitée par de trop copieuses cautérisations, on voit apparaître des fausses membranes sur la conjonctive, des infiltrations cornéennes, et si l'on ne cesse ce traitement mal appliqué, l'affection, bénigne en apparence au début, pourra prendre l'allure d'une ophtalmie grave avec ulcérations cornéennes et toutes leurs conséquences.

L'exposé des défauts du nitrate d'argent avec lesquels l'ophtalmologiste a fini par se familiariser et qu'il évite maintenant assez facilement, montre combien est délicat le maniement de cet agent caustique au plus haut point, que les débutants regardent avec une certaine raison comme un médicament capable de faire autant de mal que de bien. Aussi a-t-on cherché à le remplacer. On a proposé les grandes irrigations au permanganate de potasse, prophylactiquement on a voulu remplacer les instillations de Crédé par les instillations de sublimé, l'insufflation de poudre d'iodoforme, etc. Tous ces procédés ont certes leur valeur et peuvent réussir dans les cas d'intensité légère ou moyenne, mais non dans les formes graves ; là il faut en revenir bien vite aux cautérisations avec le nitrate d'argent faites par le médecin spécialiste, si l'on veut éviter des complications graves cornéennes dont la perte de la vue pourrait ultérieurement être la conséquence.

Nous regardions donc le nitrate d'argent ainsi employé comme le seul médicament capable de juguler les formes graves des conjonctivites et, nous devons l'avouer il nous semblait tout d'abord superflu de chercher d'autres médicaments. Bien plus nous n'aurions pas osé abandonner un agent aussi précieux que le nitrate dans de tels cas, et lui préférer d'autres préparations argentiques. Cependant après avoir longuement constaté les bons résultats obtenus par l'emploi de l'argentamine d'abord, du protargol ensuite, même dans des cas d'ophtalmie purulente grave avec chémosis et tuméfaction palpébrale marquée, nous avons commencé à ne plus employer exclusivement le nitrate ; nous avons pris confiance dans ces nouveaux sels, et en ce qui concerne le protargol, pour être bien fixé sur sa juste valeur thérapeutique, nous nous sommes décidés à entreprendre les recherches que nous allons consigner dans ce travail.

## De l'Argentamine

L'argentamine est une solution d'éthylène diamine phosphate d'argent, solution limpide et alcaline équivalant à une solution de nitrate d'argent à 10 p. 100.

L'éthylène diamine qui entre dans sa composition est une base organique peu caustique ayant entre autres propriétés particulières celles de provoquer au contact de la conjonctive une abondante sécrétion de mucus (Darier), et de redissoudre les précipités que forment les sels d'argent au contact des tissus.

Expérimenté pour la première fois en oculistique par J. Imre l'argentamine a commencé à se répandre dans le domaine ophtalmologique après les travaux de Hoor qui, après de nombreuses recherches, reconnut à l'argentamine sur le nitrate les avantages suivants :

« 1° L'argentamine ne provoque pour ainsi dire aucune douleur ni picotement, ni brûlure; réaction presque nulle, pas de larmoiement ni de photophobie, à peine d'hyperémie;

« 2° On peut l'employer sans inconvénient trois ou quatre fois par jour ;

« 3° Son emploi prolongé ne laisse pas après lui de l'argyrose de la conjonctive ;

« 4° Il n'est pas contre-indiqué, même quand il y a des complications du côté de l'iris et du corps ciliaire, il est même très bien supporté dans ces cas ;

5° L'argentamine a la même action vaso-constrictive que le nitrate d'argent et diminue au même degré la sécrétion.

6° Dans les ulcérations cornéennes il ne se forme jamais d'incrustations argentiques et comme son pouvoir pénétrant est plus marqué, l'argentamine atteint plus sûrement les microorganismes qui ont pénétré dans la profondeur des cellules. »

M. le Dr Schæffer de son côté, au laboratoire du professeur Neisser, à Breslau, a étudié comparativement l'argentamine et le nitrate d'argent. Pour faire la preuve expérimentale du pouvoir pénétrant de l'argentamine il soumit des portions de foie de lapin à l'action de ce sel et, les ayant traités ensuite par le sulfhydrate d'ammoniaque, il put ainsi constater sur les coupes microscopiques que l'infiltration noire de sulfure d'argent formé s'étendait dans une zone cinq fois plus profonde que celle observée sur les coupes de ces mêmes parties traitées par le nitrate d'argent et le sulfhydrate d'ammoniaque. Poursuivant ses recherches Schæffer établit le pouvoir désinfectant et bactéricide de l'argentamine. Ses conclusions sont que l'argentamine est plus antiseptique et notamment qu'il « tue le gonocoque plus vite et plus sûrement que le nitrate d'argent. »

Se basant sur ces considérations optimistes, M. le Dr A. Darier expérimenta l'argentamine dans toutes les affections conjonctivales où était indiqué l'emploi du nitrate d'argent. Les résultats que nous lui avons vu obtenir, ceux-là même que nous avons pu observer en suivant les indications qu'il nous enseignait, nous ont amené à reconnaître à l'argentamine des qualités que ne possédaient point le nitrate d'argent et qui méritent d'être signalées.

Pour pratiquer les cautérisations à l'argentamine on dilue avec l'eau distillée la solution mère de façon à obtenir des solutions à 3, 5 et 10 p. 100 qui répondent aux solutions de nitrate d'argent aux doses de 0,50, 1 et 2 p. 100. Immédiatement après l'application sur la conjonctive d'une solution même faible d'argentamine il se produit au contact des larmes un précipité opalescent soluble dans un excès de solution. On ne doit donc pas lorsqu'on pratique une cautérisation avec l'argentamine se contenter de passer une seule fois le pinceau imprégné de la solution sur la surface conjonctivale, comme c'est la règle ordinaire avec le nitrate d'argent ; bien au contraire pour que l'application soit efficace, il faut badigeonner largement afin que le précipité formé avec les premières gouttes du topique se redissolve dans l'excès de solution, sinon l'argentamine décomposée resterait absolument sans action. D'ailleurs la conjonctive supporte très bien ces attouchements généreux d'argentamine ; à peine en est elle irritée et, dans tous les cas elle ne présente jamais cette desquamation épithéliale se détachant en fines membranes qui vont se pelotonner à l'angle interne des paupières, comme on le constate après une cautérisation avec le nitrate d'argent.

Cette action moins irritante de l'argentamine vis-à-vis de la conjonctive, maintenant l'intégrité de l'épithélium superficiel explique pourquoi la douleur produite par son application est généralement peu marquée. Il n'est plus besoin de faire d'instillations préalables de collyre à la cocaïne pour pratiquer les cautérisations ; nous ferons cependant une exception pour les personnes nerveuses et par trop pusillanimes.

C'est donc là déjà une supériorité de l'argentamine : son application, toutes proportions de saturations gardées, est moins douloureuse que celle du nitrate d'argent. Mais est-elle aussi efficace ? Nous avons suivi son emploi pendant dix-huit mois par le Dr A. Darier, nous l'avons employé nous-mêmes et les résultats obtenus nous font considérer l'argentamine comme un topique d'une grande utilité dans le traitement des conjonctivites. Sans affirmer la supériorité thérapeutique de la solution d'éthylène diamine phosphate d'argent sur la solution de pierre infernale, nous pouvons toujours dire qu'elle lui est au moins égale, comme traitement curatif de la conjonctivite à bacilles de Wecks. Pour la conjonctivite à gonocoques nous ne saurions être trop affirmatif, n'ayant pas eu l'occasion d'en observer des formes virulentes traitées par l'argentamine. M. le Dr A. Darier pense que les cautérisations à 10 p. 100 d'argentamine ne sont pas aussi énergiques que celles au nitrate d'argent à 2 p. 100. Aussi est-il nécessaire, dit-il, de les pratiquer deux fois par jour et plus s'il le faut. On peut dire néanmoins, sans trop s'avancer, que le produit présente des avantages tels qu'il peut-être mis en usage d'une manière générale dans les cas légers ou de moyenne intensité. On conservera donc sous la main une solution de nitrate d'argent à 2 ou 3 p. 100 au cas où, en présence d'une ophtalmie gonococcique d'une excessive virulence on voudrait pratiquer une cautérisation plus énergique.

Dans la conjonctivite à diplobacilles, l'argentamine comme le nitrate ne met pas à l'abri des récidives à brève échéance.

Dans les conjonctivites folliculaires et granuleuses elle est préférable au nitrate d'argent et, jusqu'à un certain point, peut même avantageusement remplacer le sulfate de cuivre. Les cas que nous avons observés sans être considérables sont cependant assez nombreux pour nous permettre d'avancer que ces variétés de conjonctivites sont justiciables de l'argentamine. Par son pouvoir pénétrant très marqué la solution d'éthylène diamine phosphate d'argent est capable d'atteindre plus rapidement le tissu granuleux infectieux profondément infiltré sous la conjonctive et dans le tarse.

Au point de vue prophylactique Hoor a employé la solution à 5 p. 100 dont il instillait 2 gouttes dans chaque œil. Il a procédé ainsi chez 115 nouveau-nés et les résultats qu'il en a obtenus lui font conclure que les qualités prophylactiques de l'argentamine ne sont pas extraordinaires. Il se demande, il est vrai, si, en employant une solution plus forte, par exemple celle à 10 p. 100 le nombre des insuccès ne serait pas de beaucoup diminué.

En résumé, l'efficacité thérapeutique de l'argentamine est incontestable. Sans doute ce produit n'est pas absolument parfait et la facilité avec laquelle il se décompose, ne permettant pas de conserver longtemps ses solutions, empêchera peut-être que son emploi se généralise en oculistique. Il méritait néanmoins qu'on s'y arrêtât pour en signaler la valeur. Et puis il est toujours bon d'avoir à sa disposition plusieurs moyens de combattre les affections, et celles de la conjonctive notamment, dont la marche prend si facilement une allure chronique, lorsqu'un traitement n'est pas régulièrement suivi, doivent plus que toutes autres encore pouvoir être combattues par plusieurs médicaments. Lorsqu'après l'emploi d'un caustique pendant un certain temps l'affection ne régresse pas, c'est que sans doute il s'est produit une sorte d'accoutumance de la conjonctive à l'égard du topique qui reste dès lors sans action. En ayant recours à un autre topique on obtiendra souvent un meilleur résultat ; c'est du reste ce qu'on observe fréquemment dans le traitement de la conjonctivite granuleuse.

## De l'Itrol, de l'Argonine et de l'Actol

Nous devons maintenant mentionner différents sels d'argent qui ont également faits leur apparition dans ces dernières années. A la première place nous citerons l'Itrol.

L'Itrol ou citrate d'argent se présente sous la forme d'une poudre légère facilement applicable en insufflation et introduit en thérapeutique par Crédé dans le pansement des plaies. Dans la pratique ophtalmologique, on ne l'a pas encore beaucoup employé.

Nenadovic, au Congrès de Moscou de 1897, le préconisa dans la traitement de la conjonctivite granuleuse soit en poudre, soit en solution à 1 et 3 p. 100.

Mergl, de Strasbourg, aurait obtenu de magnifiques résultats dans les différentes variétés de conjonctivites avec les insufflations d'Itrol. Par ce traitement toute sécrétion disparaîtrait en deux ou trois jours et la guérison définitive surviendrait en six à dix-huit jours. Les ulcères cornéens eux-mêmes pourraient être guéris par une seule insufflation suivie d'un pansement occlusif, parfois cependant il pourrait s'ensuivre une infiltration totale de la cornée.

L'emploi de l'Itrol n'est donc pas sans danger; s'il constitue un excellent moyen d'obtenir l'asepsie parfaite des plaies, on ne saurait cependant sans danger l'insuffler sur la conjonctive et surtout sur la cornée. Les quelques essais entrepris par M. A. Darier avec l'Itrol soit en poudre, soit en pommade, que nous avons vu faire, ne nous permettent pas d'en apprécier la juste valeur. Ces faits cependant nous ont frappé: il ne provoque pas d'irritation mais n'est en rien supérieur à l'argentamine.

Nous ne ferons que nommer les autres sels d'argent tels que l'Argonine, l'Actol, n'ayant pas eu l'occasion d'en observer l'application.

L'argonine est une combinaison de la caséine avec l'argent formant un sel cristallin soluble dans l'eau dont 15 parties équivalent à une partie de nitrate d'argent. Ce serait un anti-blennorhagique puissant, qui tuerait très rapidement les gonocoques et ne provoquerait presque pas pas d'irritation. On ne l'a pas encore essayé en oculistique.

Zanardi aurait obtenu d'excellents résultats en chirurgie et en oculistique par l'emploi d'un sulfophénate d'argent très soluble peu irritant et de conservation facile.

Au Congrès de chirurgie tenu à Berlin en 1896, Crédé a recommandé un lactate d'argent, l'Actol, qui serait très antiseptique; une solution aqueuse de ce sel tuerait tous les microbes pathogènes en cinq minutes et une solution de 1/80.000 empêcherait le développement des bactéries. Mergl qui l'a expérimenté en oculistique le trouve plus douloureux que l'Itrol.

Nous arrivons ainsi au Protargol, dont nous avons pu apprécier les grandes qualités et le peu d'inconvénients en oculistique, par nos recherches entreprises sous la direction de notre maître M. A. Darier.

## Du Protargol ou Proteinate d'argent

Le Protargol découvert par M. Eichengrün, chimiste à Elberfeld, est une combinaison de protéine et d'argent se présentant sous la forme d'une poudre fine, légère, jaune brun, inodore, de saveur styptique, insoluble dans l'alcool et l'éther, soluble dans l'eau, qui peut en dissoudre jusqu'à la moitié de son poids, très soluble dans le sérum sanguin, l'eau albumineuse, le bouillon et la glycérine. Il contient 8,3 p. 100 d'argent.

En solution dans l'eau, le Protargol forme une liqueur limpide de coloration brune, plus ou moins foncée suivant son degré de concentration. Tandis que la solution à 5 p. 100 est brun clair, ressemblant à la bière ordinaire, celle à 50 p. 100 est d'un brun foncé presque noir, rappelant par son aspect le baume du Pérou dont elle a d'ailleurs la consistance sirupeuse. Ces solutions aqueuses non réduites par la lumière, ne précipitent pas par les alcalins, les sulfures, les albumines; additionnées d'une solution concentrée de chlorure de sodium elles présentent un précipité non de chlorure d'argent, mais de Protargol non modifié qui se redissout facilement en ajoutant de l'eau.

Le Protéinate d'argent est un désinfectant et un bactéricide dont la valeur a été déterminée par les expériences de Benario, Neisser et Schæffer. Il résulte de leurs travaux que dans les tubes d'agar auxquels on ajoute du Protargol les microbes suivants : prodigiosus, staphylococcus aureus, tetragenus, pyocyaneus, ceux de la diphtérie et du choléra se développent encore à une concentration de 1 : 5000 tandis qu'à 1 : 2000 les tubes restent stériles. Au cours de ses recherches expérimentales Benario a pu être fixé sur le pouvoir pénétrant du Protargol de la façon suivante : il piqua sur agar des cultures de bacilles et ayant déposé ensuite à la surface une légère couche de solution de Protargol à 0,5 p. 100 il plaça à l'étuve ; le lendemain il put constater que les bacilles ne s'étaient développés qu'à 13 et 14 millimètres au-dessous de la surface horizontale de l'agar et de plus que la culture n'était pas aussi vivace que dans une autre éprouvette témoin ensemencée en même temps et de la même façon. La solution de Protéinate d'argent avait donc pénétré dans cette zone superficielle et empêché le développement des germes.

Schæffer et Neisser ont trouvé que le pouvoir bactéricide du Protargol était surtout remarquable vis-à-vis du gonocoque.

Sur la peau intacte, la poudre de protargol ne produit rien, sa solution aqueuse forme par dessiccation une pellicule jaune plus ou moins foncée suivant le titre de la solution, pellicule qui se détache assez facilement par le grattage et produit, quand on l'a laissée un certain temps, une coloration jaune foncée de l'épiderme assez persistante.

Sur la peau dénudée et sur les muqueuses la poudre et la solution aqueuse de Protargol déterminent une cuisson légère disparaissant après quelques secondes. Ayant fait ingérer à un lapin, après un jeûne de vingt-quatre heures, 12 centimètres cubes de solution de Protargol à 10 p. 100, Benario n'a constaté aucun trouble morbide dans les quatre jours suivants et à l'autopsie il n'a trouvé aucune trace d'irritation des muqueuses œsophagiennes et gastriques.

Dans le traitement des plaies contuses et des plaies suppurées ce même auteur a obtenu par l'emploi du Protéinate d'argent, en solution à 5 p. 100 en poudre ou en pommade d'excellents résultats, observés également dans les angines par des badigeonnages de l'amygdale 3 ou 4 fois par jour avec un tampon d'ouate imprégné de la solution de Protargol,

M. Edinger (de Francfort) a essayé le protargol à l'intérieur dans les maladies des centres nerveux, dans le tabes, etc...

Enfin, M. le professeur Neisser, de Breslau, d'après ses nombreuses expériences, n'hésite pas à placer le protéinate d'argent au premier rang des antiblennorrhagiques.

Le protargol s'étant montré efficace dans toutes ces affections où était indiqué l'emploi du nitrate d'argent, M. A. Darier pensa qu'il le serait également dans les affections oculaires justiciables de la solution de pierre infernale. Il employa donc le protargol et les résultats qu'il en obtint vinrent confirmer ses espérances. Comme premier assistant de sa clinique, nous avons pu suivre toutes ses recherches depuis leur origine. Nous nous sommes convaincus ainsi de l'excellence du protargol que nous regardons maintenant comme un médicament très précieux pour l'ophtalmologiste dans le traitement de certaines affections conjonctivales que nous allons passer en revue.

**Le proteinate d'argent en thérapeutique oculaire.**

Lorsque l'on dépose sur la conjonctive humaine une goutte de solution de protargol ou la poudre elle-même, il se produit une hypersécrétion des larmes comme cela se produit toujours lorsqu'un collyre ou un corps étranger quelconque vient en contact du globe oculaire. Or, rappelons-nous la composition des larmes :

| | | |
|---|---|---|
| Eau . . . . . . | 98,223 | p. 100 |
| Chlorure de sodium. | 1,257 | — |
| Albumine . . . . | 0,504 | — |
| Parties salines . . | 0,016 | — |
| Matières grasses : | traces. | |

En se reportant maintenant aux propriétés chimiques du protéinate d'argent, on voit qu'il se trouve en présence d'un liquide éminemment apte à le dissoudre. C'est ce qui explique le peu de douleur provoquée par l'instillation dans l'œil du protargol en même temps que son pouvoir pénétrant, l'absence de tout précipité, rien en un mot ne vient s'opposer à sa pénétration dans les couches superficielles de la conjonctive.

Nous avons donc en lui, un médicament indolore, ne déterminant en général sur la conjonctive aucune action caustique ou corrosive, absolument inoffensif même à dose élevée, doué d'un pouvoir pénétrant puissant et de plus très bactéricide. Ne sont-ce pas là des qualités qui le désignent tout particulièrement pour le traitement des affections sécrétantes de la conjonctive où nous devons ménager celle-ci ainsi que la cornée, tout en la débarrassant des micro-organismes qui siègent à sa surface et dans ses diverses couches où ils déterminent un appel aux leucocytes ! Les résultats obtenus par son emploi dans les différents cas, dont les observations suivent, rendent compte de son efficacité thérapeutique.

---

## Conjonctivites à bacilles de Wecks ou conjonctivites aiguës contagieuses.

### A. *Formes légères, communes.*

Observation I

Mme G..., 44 ans, habitant Saint-Denis, vient consulter à la clinique du Dr Darier le 3 février 1898. La malade garde des enfants pendant la journée. L'un d'entre eux a les yeux rouges et collés le matin et elle doit lui laver les paupières à l'eau boriquée fréquemment dans le courant de la journée.

Depuis le 1er février 1898, elle a ressenti des picotements dans les yeux, les paupières sont collées le matin. A l'examen on constate aux deux yeux : qu'ils sont injectées moyennement, et que la sécrétion est peu abondante.

*Diagnostic clinique* : Conjonctivite aiguë contagieuse.

*Examen microscopique* : Bacilles de Wecks extra cellulaires disséminés.

*Traitement* : On pratique un badigeonnage de la conjonctive et des cils avec la solution de protargol 10 p. 100, et comme prescription à la maison, instillations 3 fois par jour de collyre au protargol 5 p. 100 et lavages à l'eau boriquée.

Le 6 février, Nouveau badigeonnage.

Le 10. Les yeux sont moins rouges et les paupières ne sont plus collées le matin.

Le 13. Tout semble normal. On pratique cependant encore un badigeonnage et on conseille de continuer le collyre.

Le 17. La malade revient pour nous montrer qu'elle est guérie et désirant qu'on lui fasse cesser le collyre.

Quatre badigeonnages avec la solution de protargol 10 p. 100

et l'emploi du collyre 5 p. 100 avaient amené la guérison. Notons que la malade habitant Saint-Denis n'était vue que le jeudi et le dimanche.

Observation II

Mme A..., 45 ans, est examinée le 5 février 1898. Depuis la veille (4 février) elle se plaint de picotements dans les yeux ; elle présente une légère sécrétion conjonctivale agglutinant les cils. Pas d'injection de la conjonctive bulbaire.

*Diagnostic clinique* : Conjonctivite aiguë contagieuse.

*Examen microscopique* : Quelques fins bacilles, regardés comme des Wecks.

*Traitement* : Badigeonnage avec la solution de protargol 20 p. 100, collyre 5 p. 100 et lavage à l'eau boriquée.

Le 7 février. Nouveau badigeonnage. Les paupières ne sont plus agglutinées le matin.

Le 9. La malade ne ressent plus rien. Yeux normaux.

Deux badigeonnages avec la solution 20 p. 100 et l'emploi du collyre avaient donc amené la guérison en quatre jours.

Observation III

M. J..., 42 ans, habitant Saint-Denis. Le malade, qui est charbonnier marchand de vins, vient consulter le 6 février 1898, se plaignant d'avoir les paupières fortement agglutinées le matin ; il croit avoir été contagionné par un de ses clients avec lequel il est fréquemment, et qui a eu mal aux yeux dernièrement. On constate que la conjonctive bulbaire est fortement injectée, que la sécrétion conjonctivale est assez abondante.

*Diagnostic clinique* : Conjonctivite aiguë contagieuse.

*Examen microscopique* : La sécrétion conjonctivale examinée au microscope montre de très nombreux bacilles de Wecks intra et extra cellulaires.

*Traitement* : Un badigeonnage avec la solution de protargol 10 p. 100, collyre 5 p. 100, trois fois par jour, lavages à l'eau boriquée.

Le 10 février. La rougeur conjonctivale a disparu, la sécrétion existe encore très légèrement.

Le 13. Yeux normaux. Le malade se considère guéri et ne revient plus.

Guérison après deux badigeonnages et emploi du collyre en six jours; le malade habitant Saint-Denis n'a été vu que le jeudi et le dimanche.

### Observation IV

Enfant F..., garçon 8 ans, vient consulter le 17 février 1898. Le jeune malade depuis le mois de janvier a les yeux rouges, il se plaint de picotements qui l'obligent à se frotter les yeux. Depuis quelques jours ses paupières sont agglutinées le matin, la rougeur des yeux s'est augmentée. La sécrétion est abondante. A son école plusieurs de ses petits camarades sont comme lui.

*Diagnostic clinique* : Conjonctivite aiguë contagieuse.

*Examen microscopique* : Nombreux bacilles de Wecks intra et extra-cellulaires.

*Traitement* : Deux badigeonnages par semaine le jeudi et le dimanche (le malade habitant Saint-Denis ne pouvant être vu que ces deux jours) avec la solution de protargol 10 p. 100, collyre 5 p. 100 et eau boriquée.

Le 20 février. Amélioration sensible. Rougeur et sécrétion diminuées.

Le 23. La sécrétion et la douleur ont disparu. Tout semble normal.

Le 27. Le petit malade est revu, la guérison est complète.

Guérison après trois badigeonnages avec la solution de protargol 10 p. 100 et le collyre.

### Observation V

Enfant L..., garçon 5 ans, vient consulter le 24 février 1898. Le petit malade depuis trois jours (21 février) a les paupières collées le matin, malgré les lavages à l'eau boriquée que sa mère, atteinte autrefois de la même affection a jugé bon d'instituer. Les conjonctives sont injectées, sécrétion moyenne.

*Diagnostic clinique* : Conjonctivite aiguë contagieuse.

*Examen microscopique* : Fins bacilles de Wecks disséminés çà et là.

*Traitement* : le même qu'à l'observation IV.

Le 27 février. La sécrétion est presque complètement tarie, la rougeur des conjonctives a disparu.

Le 3 mars. Guérison totale.

Guérison après deux badigeonnages avec la solution de protargol 10 p. 100 et le collyre.

### Observation VI

Mme F..., 32 ans, est examinée le 26 février 1898. La malade présente une sécrétion abondante de l'œil gauche dont les conjonctives palpébrale et bulbaire sont fortement injectées. Elle nous raconte qu'elle a été atteinte de son affection il y a deux jours au retour d'un voyage fait pour aller chercher son enfant chez la nourrice; parce que dans le pays régnait une épidémie d'ophtalmie.

*Diagnostic clinique* : Conjonctivite aiguë contagieuse.

*Examen microscopique* : Nombreux bacilles de Wecks libres et inclus dans les leucocytes dont quelques-uns en sont bourrés.

*Traitement* : Un badigeonnage journalier avec la solution de protargol 20 p. 100, collyre 5 p. 100, lavages à l'eau boriquée.

Le 27 février. L'O. D. se prend légèrement.

Le 28. La sécrétion est considérablement diminuée à gauche, les paupières à peine collées le matin. O. D. paraît normal.

Le 1er mars. Tout paraît normal.

Guérison après trois badigeonnages avec la solution 20 p. 100 et l'emploi du collyre.

### Observation VII

Enfant T..., 10 ans, garçon, vient consulter le 7 mars 1898. Le malade depuis le 20 février a été soigné par des compresses d'eau boriquée chaude et des lavages sans obtenir de résultats ; au contraire, depuis deux jours, la sécrétion est considérablement augmentée et lorsque nous l'examinons on constate :

O. D. Tuméfaction palpébrale. assez développée, sensation continue de corps étranger rendant l'œil douloureux et difficile à ouvrir ; le malade d'une sensibilité exagérée crie à toute tentative faite pour écarter ses paupières. Sécrétion muco-purulente abondante. Conjonctive bulbaire injectée.

O. G. normal, légère hypérémie toutefois à la conjonctive palpébrale, pas de sécrétion.

*Diagnostic clinique* : Conjonctivite aiguë contagieuse.

*Examen microscopique* : Nombreux bacilles de Wecks inclus dans les leucocytes et en dehors.

*Traitement* : Un badigeonnage journalier avec la solution de protargol 33 p. 100. Instillation du collyre 5 p. 100, lavages à l'eau boriquée. *Nota* : Malgré la sensibilité du malade, le badigeonnage avec la solution 33 p. 100 ne provoque pas le moins du monde d'exagération de la douleur, bien qu'on n'ait pas instillé de collyre à la cocaïne.

Le 9 mars. La tuméfaction palpébrale est considérablement diminuée, la sécrétion de même, le malade peut ouvrir l'œil gauche sans éprouver de douleurs comme précédemment.

Le 11. Se considérant guéri, le petit malade ne se laisse pas soigner.

Le 12. Il revient avec une légère sécrétion de l'O. G. Seules les instillations de collyre au protargol 5 p. 100 sont prescrites.

Le 14. Les deux yeux ont repris leur aspect normal.

Deux badigeonnages avec la solution 33 p. 100 ont eu raison de ce cas avec le collyre.

### Observation VIII

Charlotte V..., 11 ans, vient consulter le 24 mars. La malade depuis deux jours a les paupières collées le matin, les conjonctives bulbaires sont injectées. A l'école dans sa classe, sa voisine a toujours les yeux rouges et suit un traitement. La sécrétion conjonctivale est moyenne.

*Diagnostic clinique* : Conjonctivite aiguë contagieuse.

*Examen microscopique* : Quelques bacilles de Wecks disséminés.

*Traitement* : Le même qu'à l'observation IV.

Le 27 mars. Les yeux sont moins rouges, les paupières ne sont plus agglutinées le matin.

Le 31. La malade ne ressent plus aucun malaise. Les yeux paraissent normaux.

Deux badigeonnages avec la solution 10 p, 100 et le collyre ont amené la guérison.

### Observation IX

Mlle P..., 10 ans, est examinée le 13 avril 1898. Depuis la veille au matin, l'O. G. est pris, les paupières sont fortement agglutinées le matin. A l'examen on constate une injection de la conjonctive bulbaire assez marquée, la sécrétion est moyenne. L'O. D. est le siège de picotements désagréables mais ne présente pas de sécrétion.

*Diagnostic clinique* : Conjonctivite aiguë contagieuse.

*Examen microscopique* : Bacilles de Wecks nombreux dans la sécrétion de l'O. G.

*Traitement* : Un badigeonnage quotidien avec la solution de protargol 20 p. 100, collyre 5 p. 100 et eau boriquée.

Le 14 avril. L'œil gauche s'ouvre très bien, la petite malade n'éprouve plus de gêne dans son œil gauche, la conjonctive bulbaire est encore injectée mais moins ; l'O. D. reste normal, il n'y a plus de picotements, on conseille le collyre 5 p. 100.

Le 16. Tout paraît normal.

Quatre badigeonnages avec la solution 20 p. 100 et le collyre ont amené la guérison.

### Observation X

Ch. C..., 12 ans, est examiné le 19 avril 1898. Depuis une dizaine de jours l'O. G. est malade, et a été soigné par des lavages à l'eau boriquée et des cataplasmes, l'O. D. se prend le 17 avril. A l'examen, on constate que les conjonctives bulbaires sont injectées et davantage à droite. Sécrétion abondante muco-purulente.

*Diagnostic clinique* : Conjonctivite aiguë contagieuse.

*Examen microscopique* : Bacilles de Wecks.

*Traitement* : Un badigeonnage quotidien avec la solution de protargol 33 p. 100, collyre 5 p. 100, lavages à l'eau boriquée.

Le 20 avril. La sécrétion est déjà très diminuée.

Le 21. La rougeur a presque complètement disparu.

Le 22. Tout paraît normal.

Trois badigeonnages avec la solution 33 p. 100 et le collyre ont amené la guérison.

### Observation XI

Enfant P..., fille, 3 ans, est examinée le 9 mai 1898. Depuis le 6 mai au soir, l'enfant s'est plaint de picotements désagréables dans les yeux, qui sont devenus rouges. On constate une abondante sécrétion muco-purulente, ecchymoses légères sous-conjonctivales.

*Diagnostic clinique* : Conjonctivite aiguë contagieuse.

*Examen microscopique :* Bacilles de Wecks intra et extra cellulaires.

*Traitement* : Un badigeonnage journalier avec la solution de protargol 30 p. 100, collyre 5 p. 100, lavages à l'eau boriquée.

Le 10 mai. Yeux bien ouverts, sécrétion fort diminuée.

Le 11. Plus de sécrétion. Ecchymoses presque complètement effacées.

Le 12. Tout semble normal.

Trois badigeonnages avec la solution 30 p. 100 et le collyre ont amené la guérison.

### Observation XII

Enfant C..., fille 2 ans, est amenée à la consultation de Saint-Denis le 8 mai 1898. La mère nous raconte que depuis la veille son enfant a les yeux rouges, et le matin les paupières étaient fortement agglutinées. L'enfant s'amuse dans la journée avec d'autres enfants dont quelques-uns ont les yeux malades.

*Diagnostic clinique* : Conjonctivite aiguë contagieuse.

*Examen microscopique* : Bacilles de Wecks nombreux.

*Traitement* : Le même qu'à l'observation X.

Le 9 mai. La sécrétion est diminuée, les paupières n'étaient plus collées le matin.

Le 10. Les yeux paraissent normaux.

Deux badigeonnages avec la solution 33 p. 100 et le collyre avaient donc amené la guérison.

### Observation XIII

Mme C..., 37 ans, est examinée le 12 mai 1898. Depuis une huitaine de jours, elle se plaint de picotements dans les yeux. Elle s'est lavée à l'eau boriquée, mais la gêne persiste et les paupières sont agglutinées le matin. On constate une sécrétion peu abondante, une rougeur marquée des conjonctives bulbaires.

*Diagnostic clinique* : Conjonctivite aiguë contagieuse.

*Examen microscopique* : Quelques bacilles de Wecks disséminés.

*Traitement* : Un badigeonnage avec la solution de protargol 20 p. 100 collyre 5 p. 100 et lavages à l'eau boriquée. (La malade habitant Saint-Denis n'est vue que le jeudi et le dimanche).

Le 15 mai. La malade ne ressent plus de gêne dans les yeux. Rougeur diminuée.

Le 19. La rougeur des conjonctives persiste encore.

Le 22. Les yeux ont repris leur aspect normal.

Trois badigeonnages avec la solution 20 p. 100 et le collyre ont amené la guérison.

## Observation XIV

M. T..., 16 ans, est examiné le 15 mai 1898. Depuis deux jours, sans qu'il puisse dire comment et pourquoi, les paupières sont agglutinées le matin. On constate une sécrétion muco-purulente moyenne, injection conjonctivale peu marquée.

*Diagnostic clinique* : Conjonctivite aiguë contagieuse.

*Examen microscopique* : Bacilles de Wecks nombreux intra et extra cellulaires.

*Traitement* : Un badigeonnage avec la solution de protargol 30 p. 100 tous les deux jours, collyre 5 p. 100 lavages à l'eau boriquée.

Le 17 mai. La sécrétion a totalement disparu. Les yeux sont encore un peu rouges.

Le 19. Les yeux paraissent à leur état normal.

Deux badigeonnages avec la solution 30 p. 100 et le collyre avaient donc amené la guérison.

### Observation XV

Enfant P..., fille, 4 ans, est examinée le 24 mai 1898. Depuis le 22 mai, les paupières sont agglutinées le matin, les yeux sont rouges, l'enfant va à l'asile où elle aurait été contagionnée. On constate une sécrétion moyenne et une tuméfaction légère des paupières, qui empêche la petite malade d'ouvrir les yeux spontanément, Pas de chémosis. Injection légère de la conjonctive bulbaire.

*Diagnostic clinique* : Conjonctive aiguë contagieuse.

*Examen microscopique* : Quelques Wecks extra cellulaires disséminés.

*Traitement* : Un badigeonnage quotidien avec la solution de protargol 20 p. 100, collyre 5 p. 100 et lavages à l'eau boriquée.

Le 25 mai. La sécrétion est tarie, l'injection conjonctivale persiste.

Le 26. La rougeur persiste toujours.

Le 27. Les yeux ont repris leur aspect normal.

Trois badigeonnages avec la solution 20 p. 100 et le collyre avaient amené la guérison.

### Observation XVI

Mme A..., 26 ans, vient consulter le 2 juin avec sa petite fille dont l'observation suit. Depuis le 30 mai ses yeux sont rouges, et sont le siège de picotements désagréables, les paupières sont agglutinées le matin; elle pense avoir été contagionnée par son enfant qui, depuis une quinzaine de jours, a les yeux rouges et les paupières collées le matin. On constate une sécrétion peu abondante, mais une rougeur intense de la conjonctive bulbaire avec taches ecchymotiques dans l'O. D.

*Diagnostic clinique* : Conjonctive aiguë contagieuse.

*Examen microscopique* : Bacilles de Wecks disséminés.

*Traitement* : Le même qu'à l'observation X.

Le 3 juin. La sécrétion a disparu presque complètement, la conjonctive bulbaire est moins rouge.

Le 4. L'O. G. paraît normal, l'O. D. ne présente plus que les taches ecchymotiques d'ailleurs diminuées.

Le 6. Tout est normal.

Trois badigeonnages avec la solution 30 p. 100 avaient donc amené la guérison.

## Observation XVII

Enfant A..., fille, 2 ans, depuis une quinzaine de jours a les paupières collées le matin, sa mère lui lave les yeux à l'eau boriquée, mais sans obtenir de résultat. Elle aurait été contagionnée à l'asile où elle passe la journée.

*Diagnostic clinique* ; Conjonctivite aiguë contagieuse.

*Examen microscopique* : Quelques bacilles de Wecks extra cellulaires.

*Traitement* : Le même qu'à l'observation X.

Les résultats des premiers jours du traitement satisfaisants, amènent la guérison après trois badigeonnages avec la solution 30 p. 100 et le collyre.

## Observation XVIII

M. B..., 31 ans, est examiné le 11 juin 1898. Depuis le 9 juin les paupières sont collées le matin, les yeux rouges sont le siège de picotements. La femme et l'enfant du malade ont eu également mal aux yeux dans ces derniers temps et ont été traités ailleurs. On constate une injection conjonctivale marquée. Sécrétion moyenne des deux yeux.

*Diagnostic clinique* : Conjonctivite aiguë contagieuse.

*Examen microscopique* : Nombreux bacilles de Wecks intra et extra cellulaires.

*Traitement* : Le même qu'à l'observation X.

Le 12 juin. Guérison presque complète. Le malade n'a pas été vu depuis.

Un seul badigeonnage avec la solution 30 p. 100 avait notablement amélioré l'état des yeux.

### Observation XIX

Enfant T..., 4 ans, est examiné le 13 juin 1898. Depuis quatre jours, les paupières sont agglutinées le matin et les yeux rouges. On constate une sécrétion muco-purulente assez abondante, pas de chémosis ni d'injection de la conjonctive bulbaire. La petite malade aurait été contagionnée à l'école.

*Diagnostic clinique* : Conjonctivite aiguë contagieuse.

*Examen microscopique* : Bacilles de Wecks nombreux.

*Traitement* : Le même qu'à l'observation X.

Le 14 juin. La sécrétion est bien diminuée. Les yeux s'ouvrent bien.

Le 15. La sécrétion est tarie.

Deux badigeonnages avec la solution 30 p. 100 et le collyre avaient donc amené la guérison.

## *Conjonctivites aiguës contagieuses à bacilles de Wecks*

### FORMES LÉGÈRES COMMUNES

| Nos de l'observation | Age du malade | Affection mono ou binoculaire | Solution et collyre au Protargol 0/0 | Nombre de badigeonnages quotidiens | Nombre de jours nécessaires à la guérison | Rechutes | Complications |
|---|---|---|---|---|---|---|---|
| 1 | 44 ans | binoculaire | Solution 10 0/0 collyre 5 0/0 | 4 | 15 jours (1) | néant | néant |
| 2 | 45 ans | binoculaire | Solution 20 0/0 collyre 5 0/0 | 2 | 4 jours | néant | néant |
| 3 | 42 ans | binoculaire | Solution 10 0/0 collyre 5 0/0 | 2 | 6 Jours | néant | néant |
| 4 | 8 ans | binoculaire | Solution 10 0/0 collyre 5 0/0 | 3 | 10 jours (2) | néant | néant |
| 5 | 5 ans | binoculaire | Solution 10 0/0 collyre 5 0/0 | 2 | 8 jours | néant | néant |
| 6 | 32 ans | monoculaire | Solution 20 0/0 collyre 5 0/0 | 3 | 3 jours | néant | néant |
| 7 | 10 ans | monoculaire | Solution 30 0/0 collyre 5 0/0 | 2 | 7 jours (3) | néant | néant |
| 8 | 11 ans | binoculaire | Solution 10 0/0 collyre 5 0/0 | 2 | 7 jours (4) | néant | néant |
| 9 | 10 ans | monoculaire | Solution 20 0/0 collyre 5 0/0 | 4 | 3 jours | néant | néant |
| 10 | 12 ans | binoculaire | Solution 30 0/0 collyre 5 0/0 | 3 | 3 jours | néant | néant |
| 11 | 3 ans | binoculaire | Solution 30 0/0 collyre 5 0/0 | 3 | 3 jours | néant | néant |
| 12 | 2 ans | binoculaire | Solution 30 0/0 collyre 5 0/0 | 2 | 2 jours | néant | néant |
| 13 | 37 ans | binoculaire | Solution 20 0/0 collyre 5 0/0 | 3 | 10 jours (5) | néant | néant |
| 14 | 16 ans | binoculaire | Solution 30 0/0 collyre 5 0/0 | 3 | 4 jours | néant | néant |
| 15 | 4 ans | binoculaire | Solution 20 0/0 collyre 5 0/0 | 2 | 4 jours | néant | néant |
| 16 | 26 ans | binoculaire | Solution 20 0/0 collyre 5 0/0 | 3 | 4 jours | néant | néant |
| 17 | 2 ans | binoculaire | Solution 30 0/0 collyre 5 0/0 | 3 | 4 jours | néant | néant |
| 18 | 31 ans | binoculaire | Solution 30 0/0 collyre 5 0/0 | 1 | ? | ? | ? |
| 19 | 4 ans | binoculaire | Solution 30 0/0 collyre 5 0/0 | 2 | 3 jours | néant | néant |

(1) Le malade n'était vu que deux fois par semaine. — (2) Le malade n'est vu que le jeudi et le dimanche. — (3) Malade vu irrégulièrement. — (4-5) Malade vu le jeudi et le dimanche.

B. *Formes intenses.*

OBSERVATION XX

Mme M..., 37 ans, vient consulter le 6 février 1898. Depuis très longtemps la malade est atteinte de larmoiement et a toujours les yeux un peu rouges. Mais depuis quelques jours les paupières sont collées le matin et les yeux jettent beaucoup. A l'examen on constate une sécrétion conjonctivale assez marquée, avec tuméfaction anormale des paupières, surtout à gauche, et obligeant la malade à se servir de ses doigts pour relever la paupière supérieure tombante. Pas de chemosis, mais rougeur intense de la conjonctive bulbaire. Pas d'altérations cornéennes.

*Diagnostic clinique* : Conjonctivite aiguë contagieuse intense.

*Examen microscopique* : Bacilles de Wecks très nombreux.

*Traitement* : Un badigeonnage journalier avec la solution de protargol 10 p. 100, collyre 5 p. 100 trois fois par jour. Lavage à l'eau boriquée.

Le 7 février. On ne constate pas beaucoup de changement. La veille, qui était un dimanche, le badigeonnage n'a pas été fait. Les yeux s'ouvrent mieux toutefois.

Le 8 février. La rougeur des conjonctives est notablement diminuée, la sécrétion également.

Le 9. L'amélioration s'accentue. Yeux bien ouverts, légèrement injectés.

Le 10. L'aspect est normal.

Quatre badigeonnages avec la solution 10 p. 100 et le collyre avaient donc amené la guérison.

OBSERVATION XXI

Mme A..., 26 ans, est examinée le 11 mars 1898. La malade, depuis trois semaines, se plaint de picotements dans les deux yeux, elle les a lavés avec l'eau boriquée, mais sans obtenir d'amélioration. Depuis quelques jours les yeux sont plus rouges et les paupières agglutinées le matin. La sécrétion conjonctivale assez abondante l'oblige à s'essuyer les yeux bien souvent. Elle croit avoir contracté cette affection en gardant une petite fille qui avait mal aux yeux et qu'elle a embrassée plusieurs fois. La malade n'a pas de leucorrhée. On constate une tuméfaction marquée de la paupière supérieure aux deux yeux, sécrétion abondante muco-purulente jaunâtre, la conjonctive bulbaire est modérément injectée.

*Diagnostic clinique* : Conjonctivite aiguë contagieuse intense.

*Examen microscopique* : Bacilles de Wecks intra et extra-cellulaires.

*Traitement* : Un badigeonnage avec la solution de protargol 20 p. 100 tous les jours, collyre 5 p. 100. Lavage à l'eau boriquée.

Le 12 mars. La paupière supérieure est moins tuméfiée et se relève plus facilement.

Le 14. La sécrétion muco-purulente est moins abondante, la conjonctive bulbaire est normale.

Le 15. Les paupières ne sont plus tuméfiées et s'ouvrent très bien. Encore un peu de sécrétion agglutinant les cils.

Le 17. Tout est normal. Guérison.

Cinq badigeonnages avec la solution 20 p. 100 et le collyre ont amené la guérison.

## Observation XXII

M. R..., 30 ans, vient consulter le 14 mars 1898. Le malade, dont l'enfant est en traitement autre part, depuis huit jours a les paupières fortement collées le matin, malgré des compresses et des lavages d'eau boriquée chaude prescrits par son médecin, le mal va en augmentant. La vue est très gênée par le larmoiement et les douleurs qu'il éprouve par le clignotement des paupières ; il a dû cesser son travail (facteur des postes). Lorsque nous l'examinons l'état est le suivant :

Le malade ouvre difficilement les yeux, les paupières sont tuméfiées, l'injection conjonctivale est très vive. Pas de chemosis. La conjonctive palpébrale présente à sa surface un exsudat pseudo-membraneux se détachant très facilement de la muqueuse qui ne présente pas d'ulcérations au-dessous. La sécrétion conjonctivale est abondante et purulente. De plus l'OD présente une érosion superficielle de la moitié inférieure de la cornée. A gauche la cornée est intacte.

*Diagnostic clinique* : Conjonctivite aiguë contagieuse intense.

*Examen microscopique* : Très nombreux bacilles de Wecks intra et extra-cellulaires dans la sécrétion. L'examen de la fausse membrane n'ayant pas été fait le premier jour on n'a pu être fixé sur sa constitution car elle manqua dès le deuxième jour du traitement.

*Traitement* : Un badigeonnage quotidien avec la solution de protargol 20 p. 100 les premiers jours; collyre 5 p. 100, lavages à l'eau boriquée. A droite pansement occlusif iodoformé les trois premiers jours en plus. A partir du deuxième jour badigeonnages biquotidiens à 33 p. 100.

Le 15 mars. La fausse membrane a disparu, mais la sécrétion est toujours très abondante.

Le 17. L'érosion a disparu, le pansement occlusif n'est plus appliqué, on continue jusqu'au 23 mars les deux badigeonnages quotidiens à 33 p. 100.

Le 23. La sécrétion est complètement tarie, les yeux paraissent normaux. Le malade désire reprendre son travail, on lui conseille le collyre encore pendant quelques jours.

Deux badigeonnages quotidiens à 33 p. 100 et le collyre pendant huit jours ont été nécessaires pour amener la guérison de ce cas d'intensité extraordinaire avec lésion cornéenne.

### Observation XXIII

Enfant P..., 7 ans, est examiné le 31 mars 1898. Depuis trois jours les paupières du petit malade sont tuméfiées et fortement collées le matin. Il aurait été contagionné à l'école. A l'examen on constate : des deux côtés paupières fermées, tuméfiées légèrement ; lorsqu'on les écarte on provoque de la douleur, toutefois le petit malade l'endure sans pousser de cris ; la conjonctive bulbaire est fortement injectée, pas de lésions cornéennes. Sécrétion abondante muco-purulente.

*Diagnostic clinique.* Conjonctivite aiguë contagieuse intense.

*Examen microscopique.* Bacilles de Wecks nombreux inclus dans les leucocytes et en dehors.

*Tratement.* Le même qu'à l'observation XXI.

Le 23 mars. Les paupières ne sont plus tuméfiées, la sécrétion est diminuée.

Le 24. La sécrétion est presque complètement tarie, la conjonctive bulbaire encore injectée.

Le 25. Les yeux s'ouvrent bien, encore un peu de sécrétion le matin, accumulée à l'angle interne des paupières.

Le 26. L'aspect des deux yeux est normal.

Cinq badigeonnages avec la solution 20 0/0 et le collyre ont amené la guérison.

### Observation XXIV

Mme E..., 26 ans, est examinée le 28 mars 1898. La malade, qui ne peut donner aucun renseignement précis permettant d'établir la contagion de son affection, vient consulter parce que, malgré des lavages très fréquents de ses yeux avec l'eau boriquée, les paupières sont de plus en plus collées le matin. Le début de l'affection date du 24 mars. A l'examen on constate : pas de tuméfaction palpébrale, mais injection conjonctivale marquée, sécrétion abondante, photophobie marquée, gêne dans les yeux plutôt que douleurs véritables par le clignotement des paupières. La malade n'a pas de leucorrhée.

*Diagnostic clinique.* Conjonctivite aiguë contagieuse intense.

*Examen microscopique* : Quelques bacilles de Wecks intra et extra-cellulaires.

*Traitement* : Le même qu'à l'observation XXI.

Le 31 mars, la malade est très satisfaite de pouvoir ouvrir ses yeux à la lumière, ses paupières sont à peine collées le matin, la rougeur conjonctivale a presque entièrement disparu. A ce moment on cesse les badigeonnages journaliers, on n'en fera plus que deux le jeudi et le dimanche d'après et le 7 avril, tout paraît normal.

Six badigeonnages avec la solution 20 p. 100 et le collyre ont donc en résumé amené la guérison.

### Observation XXV

M. K..., 22 ans, vient consulter le 29 mars 1898. Depuis cinq jours l'O G est malade. Les paupières sont agglutinées le matin, l'œil est douloureux et difficile à ouvrir. On constate une sécrétion muco-purulente, la conjonctive bulbaire injectée présente de petites ecchymoses. Petit ulcère central superficiel de la cornée. Le malade n'a pas de blennorrhagie.

L'O D est intact, on conseille le collyre au protargol 5 p. 100 pour éviter qu'il ne se prenne.

*Diagnostic clinique* : Conjonctivite aiguë contagieuse intense, avec ulcère cornéen.

*Examen microscopique* : Nombreux bacilles de Wecks.

*Traitement* ; Le même qu'à l'observation XXI.

Le 1er avril. L'amélioration est manifeste, la sécrétion considérablement diminuée, l'injection conjonctivale réduite aux taches ecchymotiques qui diminuent également. L'ulcération est disparue depuis le 31 mars.

Le 4. La guérison semble complète, l'O. D n'a pas été pris.

Six badigeonnages avec la solution 20 p. 100 et le collyre ont amené la guérison.

### Observation XXVI

Mme H..., 22 ans, est examinée le 18 avril 1898. Depuis le 16 avril ses yeux sont malades. Elle croit avoir été contagionnée par un enfant qu'elle a soigné pendant huit jours pour une ophtalmie. On constate des deux côtés une sécrétion moyenne et les conjonctives bulbaires sont fortement injectées.

*Diagnostic clinique* : Conjonctivite aiguë contagieuse intense.

*Examen microscopique* : Bacilles de Wecks nombreux intra et extra-cellulaires.

*Traitement* : Le même qu'à l'observation XXI.

Le 20 avril. Injection conjonctivale très diminuée, limitée à une tache ecchymotique à l'angle externe de chaque œil. Sécrétion presque complètement tarie.

Le 22. Aspect légèrement rosé des conjonctives bulbaires.

Le 23. Tout paraît être normal. On fait cependant encore un badigeonnage.

Le 24. La guérison paraît être complète.

Six badigeonnages avec la solution 20 p. 100 et le collyre ont amené la guérison.

### Observation XXVII

Enf. P..., fille 4 ans, est amenée à la consultation le 28 mai 1898.. Depuis le 26 mai. l'enfant est revenu de l'asile avec les yeux rouges et larmoyants, et le lendemain matin les paupières étaient fortement agglutinées. A l'examen on constate des deux côtés : tuméfaction très marquée des paupières, sécrétion moyenne, chémosis conjonctival léger.

*Diagnostic clinique* : Conjonctivite aiguë contagieuse intense.

*Examen microscopique* : Nombreux bacilles de Wecks intra et extra-cellulaires.

*Traitement* : Le même qu'à l'observation XXI.

Le 30 mai. La tuméfaction des paupières est très diminuée, plus de chemosis, sécrétion légère.

Le 31. Yeux ouverts spontanément.

Le 1er juin. Encore un badigeonnage 20 p. 100 malgré que l'aspect semble normal.

Le 2. La guérison paraît acquise.

Cinq badigeonnages avec la solution 20 p. 100 et le collyre ont donc amené la guérison.

*Conjonctivites aiguës contagieuses à bacilles de Wecks*

FORMES INTENSES

| Nos de l'observation | Age du malade | Affection mono ou binoculaire | Solution et collyre au Protargol 0/0 | Nombre de badigeonnages quotidiens | Nombre de jours nécessaires à la guérison | Rechutes | Complications |
|---|---|---|---|---|---|---|---|
| 20 | 37 ans | Binoculaire | Solution 10 0/0 collyre 5 0/0 | 4 | 5 jours | néant | néant |
| 21 | 26 ans | Binoculaire | Solution 20 0/0 collyre 5 0/0 | 5 | 6 jours | néant | néant |
| 22 | 30 ans | Binoculaire | Solution 20 0/0 collyre 5 0/0 | 16 (1) | 8 jours | néant | néant |
| 23 | 7 ans | Binoculaire | Solution 20 0/0 collyre 5 0/0 | 5 | 6 jours | néant | néant |
| 24 | 26 ans | Binoculaire | Solution 20 0/0 collyre 5 0/0 | 6 | 8 jours | néant | néant |
| 25 | 22 ans | Monoculaire | Solution 20 0/0 collyre 5 0/0 | 6 | 6 jours | néant | néant |
| 26 | 22 ans | Binoculaire | Solution 20 0/0 collyre 5 0/0 | 6 | 6 jours | néant | néant |
| 27 | 4 ans | Binoculaire | Solution 20 0/0 collyre 5 0/0 | 5 | 6 jours | néant | néant |

(1) Badigeonnages biquotidiens pendant 8 jours.

## Conjonctivites purulentes à gonocoques de Neisser.

### Observation XXVIII

Enfant R..., fille, 17 mois. *Ophtalmie purulente. Vulvo-vaginite.*

Cette petite malade est atteinte depuis huit jours d'une vulvo-vaginite avec écoulement purulent abondant, tachant le linge en jaune, affection qui aurait été contractée, nous dit la mère, à la crèche où elle dépose son enfant pendant la journée lorsqu'elle travaille.

Le 6 février l'œil droit est devenu rouge, les paupières tuméfiées, cette tuméfaction palpébrale augmente de jour en jour ; il existe une sécrétion purulente abondante. *Le* 8 *février* l'œil gauche est pris, la mère vient alors consulter. Nous constatons :

O. D. tuméfaction considérable des paupières, qui restent fermées sécrétion très abondante d'un pus crémeux jaune verdâtre ; en ectropionnant les paupières, ce qui détermine des cris violents de l'enfant, on remarque un très léger enduit blanchâtre pseudo-membraneux sur la coujonctive palpébrale.

O. G. légère tuméfaction de la paupière supérieure ; paupières fermées, sécrétion abondante de pus crémeux jaune verdâtre.

Pas d'altérations cornéennes des deux côtés.

*Examen microscopique* : Nous avons recueilli du pus de la vulvo-vaginite et de la sécrétion conjonctivale. Dans le pus vulvo-vaginal, étalé sur lamelle et coloré avec la solution de bleu de méthylène phéniquée, on constate des gonocoques caractéristiques intra et extra-cellulaires très nombreux. Dans la sécrétion conjonctivale, préparée de même, les gonocoques, uniquement intra-cellulaires sont bien moins nombreux.

*Traitement* ; Un badigeonnage quotidien avec une solution de protargol 20 p. 100; à la maison collyre au protargol 5 p. 100. 2 gouttes trois fois par jour entre les paupières : lavages fréquents des yeux et injections pour la vulvo-vaginite, avec la solution de permanganate de potasse 1 p. 3.000.

Le 11. L'œil gauche s'ouvre de lui-même, la tuméfaction palpébrale est diminuée la sécrétion encore abondante. O. D. paupières encore tuméfiées, sécrétion abondante.

Le 14. Le badigeonnage journalier n'ayant pas été fait la veille, qui est un dimanche, recrudescence de la sécrétion, les yeux ne s'ouvrent plus spontanément. Deux badigeonnages par jour de solution de Protargol 20 p. 100 sont instituées.

Le 16. La sécrétion est presque complètement tarie, les yeux s'ouvrent spontanément.

Le 17. On essaye un badigeonnage de protargol à 33 p. 100 afin de constater si la tolérance est possible : il ne se produit pas plus de réaction, qu'avec le 20 p. 100. La petite malade, lorsque l'on passe le pinceau imprégné de la solution de protargol sur la conjonctive palpébrale ne manifeste absolument aucune recrudescence de douleurs.

Le 19. Sécrétion très diminuée, yeux ouverts, on continue l'emploi de la solution de protargol 33 p. 100.

Le 21. Un lundi, les badigeonnages n'ayant pas été faits le dimanche la sécrétion est un peu augmentée. Yeux ouverts toutefois, spontanément deux badigeonnages à 33 p. 100 de protargol sont faits à trois heures d'intervalle.

Le 24. O. D. conjonctive normale complètement guérie.

O. G. suppuration légère encore. On continue les deux cautérisations à 33 p. 100 de protargol.

Le 28. Un lundi, malgré le dimanche sans traitement, les yeux sont ouverts spontanément, pas de suppuration, légère injection conjonctivale à gauche, deux badigeonnages à 33 p. 100 de protargol.

Le 3 mars. Tout paraît normal. Encore sécrétion très legère. La vulvo-vaginite persiste toujours.

Le 5. Guérison de l'O. G. On continue cependant pendant trois jours encore les badigeonnages.

Le 8. L'aspect des deux yeux étant absolument normal on cesse tout traitement, en conseillant toutefois à la mère, d'entretenir son enfant bien proprement, et de continuer les injections pour la vulvo-vaginite qui, bien que très diminuée existe toujours.

Le 8 avril. Un mois après, l'enfant revient à la consultation. L'œil gauche depuis deux jours est larmoyant et une légère sécrétion se fait qui agglutine les paupières le matin. L'examen microscopique du pus de la vulvo-vaginite (qui a toujours persisté, la mère ne faisant pas régulièrement des injections) révèle encore la présence de quelques gonocoques intra-cellulaires. Trois badigeonnages avec la solution de protargol 20 p. 100 et la prescription du collyre à 5 p. 100 amène la guérison de cette reprise le 11 avril.

## Observation XXIX

Ch. Ard..., 15 ans est examiné le 3 février 1898. Depuis la veille les yeux sont rouges et douloureux, les paupières étaient fortement agglutinées le matin. Le malade nous raconte qu'il s'est servi du linge de toilette d'un camarade en traitement ailleurs pour une ophtalmie. On constate des deux côtés, une tuméfaction palpébrale très marquée, empêchant le malade d'ouvrir les yeux, sécrétion abondante, épaisse, jaune, pas de chémosis, mais conjonctive bulbaire injectée.

*Diagnostic clinique* : Conjonctivite purulente.

*Examen microscopique* : Nombreux gonocoques intra et extra-cellulaires.

*Traitement* : Un badigeonnage quotidien avec la solution de protargol 20 p. 100, collyre au protargol 5 p. 100, trois fois par jour lavages à l'eau boriquée.

Le 5. La tuméfaction palpébrale a disparu presque complètement, la sécrétion est diminuée les yeux sont encore rouges et douloureux.

Le 7. Le malade ne souffre plus : la sécrétion moins abondante existe cependant toujours.

Le malade n'a pas été revu depuis.

### Observation XXX

Mme R..., 38 ans est examinée le 15 février 1898. Le 14 février au soir elle a ressenti un picotement dans l'O. D. et le lendemain matin, les paupières étaient fortement agglutinées et œdématiées. Chémosis conjonctival léger. Même tableau le 15 février pour l'O. G. La malade s'était sans doute infectée en soignant sa petite fille dont l'observation type de conjonctivite purulente gonococcique précède.

*Diagnostic clinique* : Conjonctivite purulente.

*Examen microscopique* : n'a pas été fait.

*Traitement* : Un badigeonnage quotidien avec la solution de protargol 20 p. 100, collyre au protargol 5 p. 100, trois fois par jour.

Le 16. L'O. D. paraît complètement guéri.

Le 17. l'O. D. semble guéri. Plus de sécrétion.

Le 18. Tout est normal.

L'affection avait été jugulée à droite et à gauche en deux jours de ce traitement (badigeonnage quotidien 20 p. 100 et collyre.

### Observation XXXI

Jeanne Reg..., 14 jours est amenée à la consultation le 19 février 1898. L'enfant, depuis le jour de sa naissance a les yeux malades, elle a été soignée pendant quatorze jours par la sage-femme accoucheuse avec des lavages à l'eau boriquée. Lorsqu'on l'examine on constate : des deux côtés sécrétion abondante jaune verdâtre, tuméfaction palpébrale légère et de plus :

O. G. Infiltration cornéenne complète, ulcération inférieure comprenant en étendue le 1/4 de la cornée.

O. D. Infiltration cornéenne complète, ulcération inférieure de la grandeur d'une tête d'épingle.

La mère était atteinte de leucorrhée avant ses couches.

*Diagnostic clinique* : Conjonctivite purulente.

*Examen microscopique* : Gonocoques nombreux intra-cellulaires.

*Traitement* : Badigeonnages bi-quotidiens avec la solution de protargol 30 p. 100 sans éviter les ulcères, collyre trois fois par jour 5 p. 100.

Le 20. Un badigeonnage à 30 p. 100 seulement, la sécrétion est déjà fort diminuée.

Le 21. Sécrétion nulle, les ulcères sont toujours de même étendue.

Le 24. La sécrétion est complètement tarie les badigeonnages au protargol sont suspendus, les ulcères sont touchés avec le bleu de méthyle.

Le 26. Les ulcères sont touchés avec la pointe du galvano-cautère et saupoudrés légèrement de bleu de méthyle. On fait cesser le collyre au protargol.

Le 28. Réapparition de la suppuration dans les deux yeux, plus forte à gauche; les badigeonnages bi-quotidiens avec la solution 33 p. 100 sont repris et le collyre. Les ulcères sont encore touchés au galvano-cautère.

Le 3 mars. Sécrétion fort diminuée, les ulcères se comblent à l'O. D. presque complètement.

Le 5 mars. Insufflation dans les yeux de poudre de protargol et massage consécutif, les ulcères continuent à regresser.

Le 7. Ulcères comblés, sécrétion nulle. Guérison.

Dix-sept jours avaient été nécessaires pour guérir ce cas grave, traité quatorze jours après son début.

### Observation XXXII

Mme B..., 31 ans est examinée le 23 février 1898. La malade est atteinte de leucorrhée abondante. Depuis le commencement de février, elle ressent des picotements très désagréables dans les yeux qui sont rouges, les paupières sout collées le matin, elle passe ses journées à les laver avec de l'eau boriquée, mais toujours la sécrétion persiste ; depuis deux jours même celle-ci s'est encore accrue. A l'examen on constate une tuméfaction palpébrale légère, suppuration assez abondante, pas de chémosis, le clignotement des paupières et très douloureux. Le mari a eu un écoulement uréthral qui tachait le linge en fin janvier ; elle n'a pas eu depuis de rapports avec lui.

*Diagnostic clinique* : Conjonctivite purulente.

*Examen microscopique* : Quelqnes leucocytes sans micro-organismes. Pas de gonocoques.

*Traitement* : Un badigeonnage quotidien avec la solution de protargol 30 p. 100, collyre 5 p. 100, lavage à l'eau boriquée.

Le 24. Les yeux sont déjà moins rouges, moins douloureux.

Le 26. La sécrétion est très diminuée. Atteinte d'influenza la malade est depuis obligée de garder la chambre, elle continue le collyre et revient consulter le 14 mars présentant une nouvelle poussée inflammatoire des deux yeux. Les badigeonnages sont repris.

Le 17 mars. Amélioration très marquée.

Le 22. Tout est normal. Guérison.

## Observation XXXIII

M. F..., 31 ans vient consulter le 31 mars 1898. Le malade a contracté, il y a un mois et demi environ, une blennorrhagie dont il ne souffre plus depuis une quinzaine de jours. Plus d'écoulement uréthral. Le 29 mars l'O. G. est devenu rouge, douloureux, les paupières sont agglutinées fortement le lendemain matin. A l'examen on constate une sécrétion abondante jaune sale et une ecchymose conjonctivale assez étendue à la partie externe du bulbe. Légère tuméfaction palpébrale.

*Diagnostic clinique* : Conjonctivite purulente.

*Examen microscopique* : Pas de gonocoques entre les cellules, ni à l'intérieur.

*Traitement* : Un badigeonnage quotidien avec la solution de protargol 30 p. 100, collyre 5 p. 100 et lavages à l'eau boriquée.

Le 1er avril l'O. D. se prend et est traité comme l'O. G.

Le 2. La sécrétion est diminuée, les paupières ne sont plus agglutinées le matin.

Le 4. La conjonctive est encore légèrement injectée, la sécrétion est presque complètement tarie.

Le 6. Yeux encore un peu rouges. Plus de sécrétion. Le malade se considérant guéri n'a pas été revu depuis.

Sept jours de traitement avaient donc enrayé cette affection.

### Observation XXXIV

Enfant P..., garçon 10 jours est amené à la consultation le 21 avril 1898. Il y a deux jours la mère s'est aperçue que les paupières du bébé étaient agglutinées le matin, elle a lavé les yeux de son enfant fréquemment avec de l'eau boriquée et malgré tout le mal a augmenté. Actuellement l'état des deux yeux est le suivant :

O. G. Tuméfaction palpébrale très marquée, sécrétion abondante jaune verdâtre. Pas d'altération cornéenne.

O. D. Tuméfaction palpébrale peu marquée sécrétion légère.

La mère perdait en blanc avant ses couches.

*Diagnostic clinique* : Conjonctivite purulente.

*Examen microscopique* : Nombreux gonocoques intra et extra-cellulaires dans la sécrétion des deux yeux.

*Traitement* : Badigeonnages biquotidiens avec la solution de protargol 30 p. 100, collyre 5 p. 100 et lavages à l'eau boriquée.

Le 22. L'O. D. présente à peu près le même état que la veille, la sécrétion n'a pas augmenté, la tuméfaction palpébrale est presque disparue, O. G. même état que la veille.

Le 23. La sécrétion de l'O. D. est tarie, l'O. G. est toujours dans le même état, l'examen microscopique de la sécrétion de cet œil montre encore l'existence de nombreux gonocoques intra et extra-cellulaires.

L'enfant n'a pas été revu depuis.

### Observation XXXV

Enfant G..., 6 ans, vient consulter le 20 mai 1898. Le petit malade a déjà eu l'ophtalmie à sa naissance, nous dit la mère. Il va actuellement à l'école. Il y a deux jours, le 18 mai, les paupières de l'O. D. étaient fortement agglutinées le matin, la mère a employé l'eau boriquée mais sans résultat. Dans la nuit du 19 au 20, l'œil gauche est tombé malade. On ne peut déterminer comment l'enfant a pu être contagionné, rien dans la famille ne peut mettre sur la voie.

A l'examen on constate :

O. D. tuméfaction considérable des paupières rouges, violacées, la paupière supérieure recouvrant complètement l'inférieure ; en ectropionnant la paupière supérieure, on voit s'écouler un magma purulent jaunâtre et l'on peut constater un chémosis assez marqué.

O. G. tuméfaction palpébrale moins accentuée, sécrétion abondante, chémosis léger.

*Diagnostic clinique :* Conjonctivite purulente.

*Examen microscopique* : Nombreux gonocoques intra et extra-cellulaires.

*Traitement* : Deux badigeonnages par jour avec la solution de protargol 30 p. 100. Collyre au protargol 5 p. 100, trois fois par jour, lavages à l'eau boriquée.

Le 23. Sécrétion encore très abondante avec gonocoques. Yeux restent fermés, les paupières sont toujours très épaisses. Le malade ne manifeste aucune douleur pendant les badigeonnages.

Le 24. Le chémosis est très diminué aux deux yeux, à l'examen microscopique on ne trouve plus de gonocoques.

Le 25. La tuméfaction palpébrale a disparu, les yeux s'ouvrent spontanément, il n'y a presque plus de suppuration.

Le 27. Il n'existe plus qu'une légère hyperémie palpébrale. Toujours très légère sécrétion.

Le 31. Tout paraît normal. On conseille cependant de continuer les instillations de protargol et les lavages à l'eau boriquée pendant quelques jours encore. Donc les badigeonnages biquotidiens avec la solution de protargol 30 p. 100 et le collyre avaient amené la guérison en dix jours.

### Observation XXXVI

Enfant P..., garçon, 7 jours, est amené à la clinique le 22 mai 1898. Depuis le 17 mai, deux jours après sa naissance, les paupières de l'O. G. sont agglutinées le matin. La mère était atteinte de leucorrhée avant ses couches. A l'examen, on constate une légère tuméfaction des paupières, dont les cils sont agglutinés ; en ectropionnant la paupière supérieure, on voit s'échapper une abondante sécrétion purulente jaune verdâtre épaisse. Pas de chémosis.

L'œil droit est normal. (Instillation du collyre comme prophylaxie).

*Diagnostic clinique* : Conjonctivite purulente.

*Examen microscopique* : Nombreux gonocoques intra-cellulaires.

*Traitement* : Le même qu'à l'observation XXXV.

Le 25. La sécrétion purulente existe toujours, mais moins abondante, l'œil reste toujours fermé. On ne fait plus qu'un badigeonnage par jour. L'O. D. reste toujours indemne.

Le 27. Sécrétion presque complètement tarie, les paupières s'ouvrent spontanément par intervalles.

Le 29. L'O. G. paraît être revenu à son état normal. On continue cependant encore les badigeonnages journaliers.

Le 31. Estimant que la guérison est acquise, on cesse les badigeonnages et on recommande seulement pendant quelques jours encore les lavages à l'eau boriquée et le collyre 5 p. 100.

La guérison avait donc été obtenue en neuf jours de badigeonnages biquotidiens 30 p. 100 et de collyre.

### Observation XXXVII

Enfant D..., garçon, 6 semaines, est amené à la clinique le 22 mai 1898 par sa mère, qui nous raconte que, depuis sa naissance, l'enfant a toujours eu les paupières collées le matin et dans le courant de la journée elle est obligée de lui laver fréquemment les yeux avec de l'eau boriquée. Avant ses couches, la mère était atteinte de leucorrhée abondante.

L'état actuel est le suivant : Les paupières ne sont pas tuméfiées, mais la conjonctive qui les tapisse présente un aspect tomenteux avec pseudo-granulations, une sécrétion purulente crémeuse assez abondante s'écoule lorsqu'on écarte les paupières, qui restent fermées continuellement. Pas de chémosis, mais injection marquée de la conjonctive bulbaire.

*Diagnostic clinique* : Conjonctivite purulente.

*Examen microscopique* : Gonocoques intra-cellulaires nombreux.

*Traitement* : Le même qu'à l'observation XXXV (30 p. 100 biquotidien et collyre).

Le 25. La sécrétion persiste avec nombreux gonocoques intra-cellulaires, les yeux s'ouvrent mieux cependant.

Le 27. La sécrétion est simplement muqueuse, blanche, peu abondante ; à l'examen microscopique on ne constate plus aucun gonocoque.

Le 31. Les yeux s'ouvrent spontanément, la conjonctive palpébrale est encore tomenteuse, rouge, épaissie. On ne fait plus qu'un badigeonnage journalier à partir de ce jour.

Le 6 juin. La sécrétion a reparu plus abondante quoique les paupières ne présentent aucune augmentation de tuméfaction. On reprend les deux badigeonnages journaliers.

Le 9. Tout paraît être normal. Plus du tout de sécrétion,

mais la conjonctive palpébrale reste irrégulière, épaissie, on conseille de revenir de temps à autre pour surveiller cette coujonctivite qui a revêtu l'allure chronique.

Le 15. La mère amène son enfant dont les paupières étaient collées le matin. On constate une sécrétion légère. A l'examen microscopique, résultat négatif.

Le 19. L'enfant est revu, malgré l'absence de badigeonnages, la sécrétion n'a pas reparu, la conjonctive palpébrale moins épaissie se rapproche de la normale.

*Conjonctivite ayant déjà passé à l'état chronique pseudo-granuleux quand le traitement est entrepris, ce qui explique la longueur du traitement.*

## Observation XXXVIII

Enfant M..., 13 jours, est amené par sa tante à la clinique le 6 juin 1898. Depuis le lendemain de sa naissance, les paupières sont fortement agglutinées le matin, la sécrétion est abondante, on a pratiqué jusqu'ici des lavages à l'eau boriquée. La mère perdait beaucoup en blanc avant ses couches. A l'examen, on constate des deux côtés, une tuméfaction légère des paupières ; en ectropionnant les paupières on constate un exsudat pseudo-membraneux sous lequel la conjonctive saigne facilement, sécrétion moyenne.

*Diagnostic clinique* : Conjonctivite purulente.

*Examen microscopique* : Gonocoques intra et extra-cellulaires.

*Traitement* : Le même qu'à l'observation XXXV (30 p. 100 biquotidien et collyre).

Le 8. La sécrétion est devenue franchement purulente, plus de fausses membranes. la conjonctive palpébrale ne saigne plus.

Le 10. Les yeux s'ouvrent spontanément, la sécrétion est presque complètement tarie.

Le 13. La sécrétion a complètement disparu, les badigeonnages ne sont plus faits qu'une fois par jour, jusqu'au 18 juin, époque à laquelle l'enfant n'est plus revu que de temps à autre pour surveiller si la guérison se maintient. Guérison apparente en sept jours.

### Observation XXXIX

Enfant H..., 10 jours, est examiné le 13 juin 1898. Depuis le troisième jour de sa naissance, l'enfant a les paupières de l'O. D. agglutinées le matin, et dans le courant de la journée, on est obligé de lui laver les yeux fréquemment avec de l'eau boriquée. A l'examen on constate :

O. D., tuméfaction considérable des paupières qui sont violacées, sécrétion purulente jaune verdâtre très abondante. Chémosis léger.

O. G. n'a rien.

*Diagnostic clinique* : Conjonctivite purulente.

*Examen microscopique* : Nombreux gonocoques intra et extra-cellulaires.

*Traitement* : Les badigeonnages provoquent une réaction assez vive.

Le 15. L'O. D. commence à s'ouvrir spontanément, la sécrétion est plus abondante à l'O. G., qui, pris depuis la veille, a été soumis au même traitement.

Le 18. Les yeux s'ouvrent d'eux-mêmes par intervalle, la sécrétion est très diminuée des deux côtés. On s'aperçoit qu'il se forme dans les culs-de-sac inférieurs de légères fausses membranes ou plutôt un exsudat.

Le 20. Les badigeonnages n'ayant pas été faits la veille, qui est un dimanche, on constate dans l'O. D. une infiltration blanchâtre de la partie inférieure de la cornée, d'environ le quart de sa superficie. Les badigeonnages sont faits avec plus de délicatesse.

Le 24. La sécrétion est complètement tarie ; seule l'infiltration cornéenne de l'O. D. persiste et augmente d'étendue.

Le 25. On cesse les badigeonnages, et on se contente de prescrire les instillations de protargol 5 p. 100, pommade jaune dans l'œil atteint d'infiltration cornéenne.

En somme, l'œil gauche a complètement guéri en huit jours.

L'œil droit ne présentait plus de sécrétion quand est survenue une infiltration cornéenne, qui paraît être due à la vulnérabilité particulière du sujet, infiltration qui ne s'est pas ulcérée et n'a laissé qu'un très léger leucome.

## *Conjonctivites purulentes à gonocoques de Neisser*

| Nº de l'observation | Age | Début de l'affection | Début du traitement | Solution et collyre au Protargol 0/0 | Cessation de la suppuration | Cessation du traitement | Guérison apparente | Durée du suintement chronique | Guérison complète |
|---|---|---|---|---|---|---|---|---|---|
| 28 | 17 mois | OD 6 février<br>OG 8 février | 8 février | Badig. biquot.<br>Solution 20 0/0 et 30 0,0<br>Collyre 5 0/0 | OD 19 février<br>OG 23 février | 8 mars | OD en 13 jours<br>OG en 16 jours | OD 18 jours<br>OG 13 jours | En 1 mois |
| 29 | 15 ans | 2 février | 3 février | Badig. biquot.<br>Solution 20 0/0<br>Collyre 5 0/0 | 7 février | 7 Février ? (1) | ? | ? | ? |
| 30 | 38 ans | OD 14 février<br>OG 15 février | 15 février | Badig. quot.<br>Solution 20 0/0<br>Collyre 5 0/0 | OD 16 février<br>OF 17 février | 18 février | 18 février | nul | en 4 jours |
| 31 | 14 jours | OD 7 février<br>OG 8 février | 10 février<br>ulcères cornéens des deux côtés | Badig. biquot.<br>Solution 30 0/0<br>Collyre 5 0/0 | 21 février (2) | 7 mars | 3 Mars | 4 jours | en 17 jours |
| 32 | 31 ans | 21 février | 23 février | Badig. quot.<br>Solution 30 0/0<br>Collyre 5 0/0 | 26 février | 26 février (3)<br>17 mars | indéterminée | indéterminée | en un mois (4) |
| 33 | 31 ans | OG 29 mars<br>OD 1er avril | 31 mars | Badig. quot.<br>Solution 30 0/0<br>Collyre 5 0/0 | 2 avril | 6 avril | 4 avril | 2 jours | en 7 jours |
| 34 | 10 jours | 10 avril | 21 avril | Badig. biquot.<br>Solution 30 0/0<br>Collyre 5 0/0 | OD 23 avril<br>OG id. | ? | ? | ? | ? |
| 35 | 6 ans | 18 mai | 20 mai | Badig. biquot.<br>Solution 30 0/0<br>Collyre 5 0/0 | 25 mai | 31 mai | 23 mai | 6 jours | en 10 jours |
| 36 | 7 jours | OG seulement<br>17 mai | 22 mai | Badig. biquot.<br>Solution 30 0/0<br>Collyre 5 0/0 | 27 mai | 31 mai | 27 mai | 4 jours | en 9 jours |
| 37 | 6 semaines | depuis sa naissance | 22 mai | Badig. biquot.<br>Solution 30 0/0<br>Collyre 5 0/0 | 25 mai | 19 juin | 9 juin | 10 jours | en trois semaines (5) |
| 38 | 13 jours | le lendemain de sa naissance | 6 juin | Badig. biquot.<br>Solution 30 0/0<br>Collyre 5 0/0 | 10 juin | 16 juin | 13 juin | 6 jours | en 12 jours |
| 39 | 10 jours | OD 3 juin<br>OG 14 juin | OD 13 juin<br>OG 14 juin | Badig. biquot.<br>Solution 30 0/0<br>Collyre 5 0/0 | 22 juin | 24 juin | ? (6) | ? | le 30 juin<br>en 1 mois |

(1) Le malade n'a pas été revu depuis. — (2) Le 28, réapparition qui a disparu le 3 mars. — (3) De ce jour au 14 mars, la malade n'est pas vue. — (4) Absence de traitement pendant 15 jours. — (5) Affection ayant été traitée par le protargol six semaines après son apparition. — (6) On constate la formation d'une infiltration cornéenne le 24 juin, alors que la suppuration a cessé.

## Conjonctivites subaiguës, à diplobacilles de Morax.

### Observation XL

Mme J..., 48 ans, vient consulter le 5 février 1898. Depuis une quinzaine de jours, les paupières sont agglutinées le matin, des concrétions muco-purulentes sont toujours situées à la base des cils déterminant des démangeaisons surtout marquées le soir. A l'examen, on constate une rougeur diffuse légère des conjonctives tarsienne et bulbaire. Le bord des paupières présente une teinte érythémateuse avec concrétions fines à la base des cils. Dans l'angle interne des paupières existe une petite masse muco-purulente grisâtre. Il y a du larmoiement.

*Diagnostic clinique* : Conjonctivite subaiguë.

*Examen microscopique* : Nombreux diplobacilles de Morax.

*Traitement* : Un badigeonnage journalier avec la solution de protargol 10 p. 100, collyre 5 p. 100 trois fois par jour, lavages à l'eau boriquée.

Le 8. Les concrétions des cils n'existent plus, les paupières ne sont plus collées le matin, les démangeaisons ont disparu. Rougeur des conjonctives moindre.

Le 12. Rougeur conjonctivale disparue. Toujours un peu de sécrétion à l'angle interne de l'œil.

Le 15. Guérison apparente.

Par conséquent dix jours de traitement.

### Observation XLI

M. N... est examiné le 13 février 1898. Depuis plusieurs mois le malade a les yeux rouges et la sensation de graviers de temps à autre dans les yeux. Il a employé régulièrement les lavages à l'eau boriquée matin et soir. Dans ces derniers temps, le mal s'est accru ; les paupières sont maintenant collées le matin, et daus la journée le malade doit, à chaque instant, essuyer ses yeux qui pleurent et sont le siège de picotements. On constate : Injection très marquée des conjonctives, surtout à gauche, sécrétion légère dans l'angle interne des paupières. Larmoiement et photophobie légère.

*Diagnostic clinique* : Conjonctivite subaiguë.

*Examen microscopique* : Diplobacilles de Morax dans la sécrétion.

*Traitement* : Le même qu'à l'observation XL.

Le 17. Rougeur presque complètement disparue. Le malade constate lui-même l'amélioration, les paupières ne sont plus agglutinées le matin.

Le 24. Toute hyperémie a disparu, léger larmoiement persiste.

Guérison apparente obtenue en onze jours.

### Observation XLII

Mlle L..., 29 ans, est examinée le 16 mars 1898. Depuis environ trois semaines la malade a les paupières légèrement agglutinées le matin, l'affection a d'abord débuté à gauche où actuellement elle est encore plus accentuée qu'à droite. On constate une injection très marquée de l'angle interne des paupières où se trouve un amas de matière muco-purulente de la grosseur de la caroncule lacrymale, dans les culs-de-sac inférieurs de la conjonctive existent des filaments fibrineux que l'on peut étirer. Pas de photophobie, mais picotements désagréables par le clignotement des paupières.

*Diagnostic clinique* : Conjonctivite subaiguë.

*Examen microscopique* : Nombreux diplobacilles de Morax.

*Traitement* : Un badigeonnage quotidien avec la solution de protargol 20 p. 100, collyre 5 p. 100, lavages à l'eau boriquée.

Le 19. La malade mentionne elle-même l'amélioration, elle n'éprouve plus de gêne dans les yeux, La sécrétion concrétée à l'angle interne des paupières est plus rare et à peine de la grosseur d'une tête d'épingle. Se considérant guérie, la malade n'a pas été revue depuis.

Amélioration très marquée en quatre jours.

### Observation XLIII

Mlle C..., 23 ans, vient consulter le 19 mars 1898. La malade, qui a comme voisine d'atelier une amie qui a mal aux yeux, présente depuis une dizaine de jours, les paupières collées le matin à droite. Elle s'est lavée fréquemment dans le courant de la journée avec de l'eau boriquée, mais n'en a pas obtenu d'amélioration, aussi se décide-t-elle à venir consulter, d'autant plus que l'œil gauche est le siège de picotements passagers, qui lui font craindre qu'il se prenne. A l'examen de l'O. D. on constate tous les symptômes de la conjonctivite subaiguë décrite par Morax.

*Diagnostic clinique* : Conjonctivite subaiguë.

*Examen microscopique* : Diplobacilles du Morax.

*Traitement* : Un badigeonnage tous les deux jours avec la solution de protargol 20 p. 100, collyre 5 p. 100, lavages à l'eau boriquée.

Le 21 mars. Amélioration signalée par la malade elle-même. La sécrétion n'existe plus ; le matin, les paupières de l'O. D. sont encore lourdes, difficiles à ouvrir.

Le 23. Tout semble normal. Encore un peu de concrétion à l'angle interne.

Le 25. La malade se considérant guérie n'est pas revenue consulter et cesse tout traitement.

Guérison apparente obtenue en sept jours.

Le 5 avril. Rechute.

### Observation XLIV.

Mme F..., 40 ans, est examinée le 23 mars 1898. La malade

a souvent mal aux yeux, mais après quelques jours pendant lesquels elle faisait des lavages fréquents à l'eau boriquée, le malaise s'amendait au point qu'elle n'y faisait plus attention, mais cette fois-ci, les lavages à l'eau boriquée sont sans effet, et depuis environ quinze jours, les paupières de l'œil gauche d'abord, de l'œil droit ensuite, sont collées le matin, et dans la journée des picottements très gênants obligent la malade à se frotter fréquemment les yeux. A l'examen, on constate tous les signes cliniques de la conjonctivite subaiguë.

*Diagnostic clinique* : Conjonctivite subaiguë.

*Examen microscopique* : Diplobacilles de Morax nombreux.

*Traitement* : Le même qu'à l'observation XLIII.

Le 25 mars. Après donc un seul badigeonnage, 20 p. 100, la malade se déclare guérie ; on lui conseille de continuer le traitement encore quelques jours.

Le 27. L'aspect des yeux est normal. Encore légère concrétion à l'angle interne des paupières.

Le 29. La guérison semble acquise.

Guérison apparente en sept jours.

### Observation XLV.

Mme T..., 28 ans, vient consulter le 6 avril 1898. La malade travaille à l'atelier auprès d'une dame, son amie, dont l'observation suit, et qui depuis deux mois a les yeux rouges. Depuis environ huit jours, les paupières de l'O. D. sont agglutinées le matin ; les yeux sont le siège de picotements désagréables ; il y a du larmoiement. Le diagnostic clinique de conjonctivite subaiguë est facile.

*Diagnostic clinique* : Conjonctivite subaiguë.

*Examen microscopique* : Nombreux diplobacilles volumineux.

*Traitement* : Un badigeonnage quotidien avec la solution de protargol 20 p. 100, collyre 5 p. 100, lavages à l'eau boriquée.

Le 7 avril l'O. D. semble guéri, mais l'O. G. se prend, on

pratique un badigeonnage 20 p. 100 sur chaque œil.

Le 29. La malade ayant reçu une poussière dans l'œil gauche et ayant frotté fortement les paupières, présente une desquamation centrale de l'épithélium cornéen de la grandeur d'une pupille moyennement dilatée, ce qui provoque de la douleur pendant le clignotement des paupières et de la protophobie. On pratique néanmoins les badigeonnages avec la solution de protargol 20 p. 100, et on conseille les compresses à demeure d'eau boriquée chaude.

Le 12. Tout est rentré dans l'ordre. La malade s'estime guérie.

Guérison apparente en six jours.

## Observation XLVI.

Mme G..., 29 ans, est examinée le 7 avril 1898. Depuis deux mois, la patiente a les yeux malades, ils sont rouges ; les paupières sont collées le matin de temps à autre, mais comme elle ne souffre pas, elle a jugé inutile de consulter ; ce n'est que sur le conseil de son amie, dont l'observation précède, qu'elle se décide à se faire examiner. On constate des deux côtés : conjonctive bulbaire moyennement injectée, sécrétion plus abondante que d'ordinaire dans ce genre de conjonctivite.

*Diagnostic clinique* : Conjonctivite subaiguë.

*Examen microscopique* : Très nombreux diplobacilles de Morax.

*Traitement* : Le même qu'à l'observation XLV.

Le 9 avril. La malade n'est pas revenue consulter. Son amie nous raconte qu'étant très occupée, elle ne peut quitter son travail ; d'ailleurs le collyre lui a fait beaucoup de bien, ses yeux sont bien moins rouges, et la sécrétion est, paraît-il, presque tarie ; elle n'a donc pas jugé nécessaire de revenir.

Le 12. Son amie nous raconte qu'elle se croit guérie et qu'elle juge inutile de s'absenter de son travail. On conseille de lui dire de ne pas abuser du collyre, quitte à y revenir en cas de rechute.

### Observation XLVII

Mlle H..., 21 ans, vient consulter le 8 avril 1898. Depuis deux mois environ, les paupières de la malade sont légèrement agglutinées le matin. Dans ces derniers temps, les yeux sont devenus rouges, et la gêne que la malade éprouve en travaillant l'a décidée à se faire examiner.

On constate : Rougeur des conjonctives, concrétions sur les cils et à l'angle interne des paupières, tous les symptômes de la conjonctivite à diplobacilles.

*Diagnostic clinique* : Conjonctivite subaiguë.

*Examen microscopique* : Diplobacilles de Morax.

*Traitement* : Un badigeonnage quotidien avec la solution de Protargol 20 p. 100, collyre trois fois par jour à 5 p. 100, lavages à l'eau boriquée.

Le 12 avril. Amélioration sensible, les paupières ne sont plus collées le matin, la rougeur conjonctivale est disparue, à peine une fine concrétion muco-purulente existe à l'angle interne des paupières.

Le 13. Les yeux ont un aspect absolument normal, pas trace de concrétion.

Le 14. La malade se considère guérie, on lui conseille de cesser le collyre.

Guérison apparente obtenue en six jours.

### Observation XLVIII

M. F..., 54 ans, est examiné le 8 avril 1898. Depuis un an, le patient a toujours eu les yeux malades. Il n'en souffre pas; il y a plutôt gêne que douleurs et comme ses occupations (cocher de fiacre) ne lui permettaient pas de se soigner d'une façon régulière, il est resté ainsi indifférent à son malaise. De temps à autre il emploie les lavages à l'eau boriquée ; il a été cautérisé autrefois à l'argentamine, a employé le collyre au sulfate de zinc, ce qui lui a procuré quelques améliorations. Cependant ses paupières sont toujours agglutinées le matin ; les yeux sont le siège de picotements, il y a du larmoiement. La sécrétion concrétée dans la région de la caroncule est peu marquée.

*Diagnostic clinique* : Conjonctivite subaiguë.

*Examen microscopique* : La sécrétion très peu abondante examinée deux jours après le début du traitement au Protargol, ne laisse voir que quelques rares diplobacilles très nets cependant.

*Traitement* : Le même qu'à l'observation XLVII.

Le 11 avril. Le malade manifeste moins de picotements dans les yeux, il se laisse d'autant mieux continuer les soins, que, contrairement aux autres traitements suivis auparavant, il n'en éprouve aucune gêne ni cuisson.

Le 13. L'O. G. est encore légèrement hyperémié, l'O. D. paraît guéri.

Le 15. Tout est rentré dans l'ordre. Le malade désire s'abstenir de venir à la clinique pour les badigeonnages s'estimant guéri. On lui conseille le collyre encore pendant quelques jours.

Guérison apparente obtenue en sept jours.

## Observation XLIX

Mme M..., 45 ans, vient consulter le 18 avril 1898. Depuis un an environ la malade a toujours souffert plus ou moins de ses yeux. Elle a employé comme traitement le collyre au sulfate de zinc et les lavages à l'eau boriquée, mais cependant elle n'a jamais été guérie. On constate les signes de la conjonctivite à diplobacilles.

*Diagnostic clinique* : Conjonctivite subaiguë.

*Examen microscopique* : Nombreux diplobacilles dans la sécrétion angulaire.

*Traitement* : Le même qu'à l'observation XLVII.

Le 20 avril. Sécrétion presque tarie, picotements nuls, amélioration mentionnée par la malade elle-même.

Elle revient régulièrement tous les jours se faire badigeonner (20 p. 100).

Le 26. Tout paraît être normal.

Guérison apparente en huit jours.

### Observation L

M. B..., 56 ans, vient consulter le 18 avril 1898. Depuis très longtemps le malade doit soigner ses yeux qui pleurent facilement et dont les paupières sont fréquemment collées le matin. Il obtient quelque amendement de son malaise par l'emploi de l'eau boriquée, mais n'a jamais été complètement guéri. Comme son affection depuis deux jours est en recrudescence, il est décidé à se soigner régulièrement pour obtenir la guérison.

A l'examen on constate en plus des symptômes ordinaires de la conjonctivite à diplobaceilles, à l'O. G. une ecchymose légère sous conjonctivale près du limbe externe.

*Diagnostic clinique* : Conjonctivite subaiguë.

*Examen microscopique* : Nombreux diplobacilles volumineux.

*Traitement* : Le même qu'à l'observation XLVII.

Le 24. La sécrétion angulaire n'existe plus pour ainsi dire, mais il y a encore quelques démangeaisons sur le bord des cils qui présentent de fines concrétions à la base, l'ecchymose sous conjonctivale s'efface.

Le malade vient tous les jours se faire badigeonner (20 p. 100).

Le 30. La guérison paraît obtenue.

Guérison apparente se manifestant douze jours après le début du traitement.

### Observation LI

Mme B..., 29 ans, est examinée le 22 avril 1898.

Depuis une huitaine de jours environ, elle se plaint l'O. D. qui est le siège de démangeaisons vives que la malade, très nerveuse, exagère encore. Il y a deux jours, l'O. G. a été atteint de même. La malade, qui n'a jamais eu mal aux yeux, croit avoir été contagionnée par une de ses amies qui, depuis longtemps, est obligée de se faire traiter pour une affection des paupières analogue à celle qu'elle présente elle-même aujourd'hui.

On constate des deux côtés : sécrétion angulaire moyenne, concrétions à la base des cils, injection des conjonctive légère, larmoiement.

*Diagnostic clinique* : Conjonctivite subaiguë.

*Examen microscopique* : Nombreux diplobacilles dans la sécrétion angulaire.

*Traitement.* Le même qu'à l'observation XLVII.

Le 25 avril. Amélioration marquée, mentionnée par la malade. Quelques démangeaisons encore à l'angle interne des paupières.

Le 27. Les conjonctives ont repris leur aspect normal. La guérison paraît obtenue.

Guérison apparente après 5 badigeonnages quotidiens à 20 p. 100 et le collyre.

### Observation LII

M. Pe..., 33 ans, vient consulter le 25 avril 1898. Depuis une vingtaine de jours, l'œil gauche est devenu le siège de picotements désagréables surtout marqués à l'angle interne, les paupières sont agglutinées le matin, l'œil est rouge, trois ou quatre jours après l'O. D. a présenté le même aspect.

A l'examen on constate des deux côtés : Conjonctive palpébrale injectée fortement, bords palpébraux très rouges, sécrétion angulaire jaunâtre sale très marquée, concrétions nombreuses sur les cils.

*Diagnostic clinique* : Conjonctivite subaiguë.

*Examen microscopique* : Nombreux diplobacilles de Morax.

*Traitement.* Le même qu'à l'observation XLVII.

Le 27 avril. Les paupières de l'O. D. n'étaient plus collées le matin, la rougeur de la conjonctive s'est amendée, ainsi que la concrétion de l'angle interne ; l'O. G. présente encore également une légère concrétion à l'angle interne des paupières.

Le malade vient régulièrement tous les jours se faire badigeonner (20 p. 100).

Le 30. Toute trace de sécrétion a disparu. Les bords palpébraux ne sont plus rouges, tout paraît être normal.

Guérison apparente obtenue en cinq jours.

### Observation LIII

Mme D..., 30 ans, est examinée le 25 avril 1898.

La malade a déjà suivi un traitement, il y a quelques années pour une affection des yeux semblable à celle pour laquelle elle vient consulter aujourd'hui. Depuis un mois environ elle ressent dans l'O. G. des picotements, les paupières sont collées le matin ; dans la journée, elle doit laver fréquemment surtout l'angle interne des paupières pour enlever la petite concrétion qui s'y dépose sans cesse. L'O. D. a été atteint trois jours après l'O. G.

On constate tous les signes manifestes de la conjonctivite subaiguë.

*Diagnostic clinique* : Conjonctivite subaiguë.

*Examen microscopique* : Diplobacilles volumineux en grand nombre.

*Traitement* : Le même qu'à l'observation XLVII.

Le 27 avril. La malade est déjà satisfaite de l'amélioration obtenue ; ses paupières ne sont plus collées le matin ; il y a beaucoup moins de picotements.

Le 29. Encore une légère concrétion angulaire de la grosseur d'une tête d'épingle.

Le 1er mai. Tout paraît être normal. La malade, d'ailleurs se considérant guérie, n'a pas été revue depuis.

Guérison apparente obtenue avec 6 badigeonnages 20 p. 100 et le collyre 5 p. 100.

### Observation LIV

M. G..., 16 ans, vient consulter le 25 avril 1898.

Depuis quatre jours, le malade se plaint de démangeaisons des yeux qui l'oblige à se les frotter fréquemment ; les paupières sont collées le matin, il ne peut travailler le soir à la lumière, ce qui lui nuit pour son travail et le décide à se faire soigner tout de suite. Il pense avoir été contagionné par sa sœur, qui est en traitement ailleurs pour une affection semblable. A l'examen on constate : Légère injection conjonctivale. Concrétion sur les cils et dans l'angle interne, larmoiement. Les symptômes sont plus accentués à droite.

*Diagnostic clinique* : Conjonctivite subaiguë.

*Examen microscopique* : Diplobacilles de Morax.

*Traitement* : Un badigeonnage quotidien avec la solution de Protargol 20 p. 100 et collyre 5 p. 100. Trois fois par jour, lavages à l'eau boriquée.

Le 29 avril. Le malade très satisfait de l'amélioration obtenue, peut reprendre son travail du soir à la lumière. Il vient se faire badigeonner régulièrement tous les jours jusqu'au 30 avril, où toute sécrétion et toute rougeur de l'œil étant disparues, la guérison semble acquise.

Guérison apparente en cinq jours.

### Observation LV

M. J..., 56 ans, vient consulter le 1er juin 1898.

Depuis environ deux mois, le malade a les paupières collées

de temps à autre le matin ; ses yeux pleurent dans le courant de la journée et sont le siège de démangeaisons désagréables à l'angle interne des paupières. On constate des deux côtés tous les signes cliniques de la conjonctivite à diplobacilles.

*Diagnostic clinique* : Conjonctivite subaiguë.

*Examen microscopique*: Diplobacilles de Morax dans la sécrétion angulaire.

*Traitement* : Le même qu'à l'observation LIV.

Après 6 badigeonnages quotidiens avec la solution de Protargol 20 p. 100 et le collyre, les symptômes de l'affection ont complètement disparu, et la guérison paraît acquise. Le malade cesse de venir pour se faire badigeonner.

### Observation LVI

Mme F..., 38 ans, est examinée le 6 juin 1898.

Depuis un mois environ les deux yeux sont rouges ; les paupières sont agglutinées le matin ; elle a employé les lavages à l'eau boriquée, et les compresses chaudes pour calmer les démangeaisons qu'elle éprouve dans les yeux pendant toute la journée, sans en obtenir d'amélioration bien nette. A l'examen, on constate des deux côtés tous les signes cliniques de la conjonctivite subaiguë.

*Diagnostic clinique* : Conjonctivite subaiguë.

*Examen microscopique* : Diplobacilles de Morax nets.

*Traitement* : Le même qu'à l'observation LIV.

Le 8. Amélioration sensible, les paupières ne sont plus collées, les démangeaisons passagères et très diminuées sont localisées à l'angle interne des paupières seulement.

Le 11 juin. La guérison semble obtenue.

Guérison apparente en cinq jours.

*Conjonctivites à diplobacilles de Morax*

| Nos de l'observation | Age du malade | 1er Examen | Début de l'affection | Solution et collyre au Protargol 0/0 | Guérison apparente | Durée du traitement | Rechutes |
|---|---|---|---|---|---|---|---|
| 40 | 48 ans | 5 février | il y a 15 jours | Solution 10 0/0 collyre 5 0/0 | 15 février | 10 jours | le 25 février |
| 41 | 63 ans | 13 févr. | il y a plusieurs mois | Solution 10 0/0 collyre 5 0/0 | 24 février | 11 jours | le malade n'a pas été revu |
| 42 | 29 ans | 16 mars | il y a 3 semaines | Solution 20 0/0 collyre 5 0/0 | 20 mars ? | 4 jours ? | malade non revu depuis |
| 43 | 23 ans | 19 mars | il y a une diz. de j. | Solution 20 0/0 collyre 5 0/0 | 25 mars | 7 jours | le 5 avril |
| 44 | 40 ans | 23 mars | il y a une quinz. de j. | Solution 20 0/0 collyre 5 0/0 | 29 mars | 7 jours | le 20 avril |
| 45 | 28 ans | 6 avril | il y a huit jours env. | Solution 20 0/0 collyre 5 0/0 | 12 avril | 6 jours | le 23 avril |
| 46 | 29 ans | 7 avril | il y a deux mois | Solution 20 0/0 collyre 5 0/0 | 12 avril | 5 jours | non revu depuis |
| 47 | 21 ans | 8 avril | il y a deux mois | Solution 20 0/0 collyre 5 0/0 | 14 avril | 6 jours | non revu depuis |
| 48 | 54 ans | 8 avril | il y a 1 an | Solution 20 0/0 collyre 5 0/0 | 15 avril | 7 jours | le 5 mai |
| 49 | 45 ans | 18 avril | il y a 1 an | Solution 20 0/0 collyre 5 0/0 | 26 avril | 8 jours | le 14 juin |
| 50 | 56 ans | 18 avril | il y a une huit. de j. | Solution 20 0/0 collyre 5 0/0 | 30 avril | 12 jours | le 25 mai |
| 51 | 29 ans | 22 avril | il y a 8 j. | Solution 20 0/0 collyre 5 0/0 | 27 avril | 5 jours | le 3 juin |
| 52 | 33 ans | 25 avril | il y a 1 m. environ | Solution 20 0/0 collyre 5 0/0 | 30 avril | 5 jours | non revu depuis |
| 53 | 30 ans | 25 avril | il y a 1 m. environ | Solution 20 0/0 collyre 5 0/0 | 1er mai | 6 jours | non revu depuis |
| 54 | 16 ans | 25 avril | il y a 4 j. | Solution 20 0/0 collyre 5 0/0 | 30 avril | 5 jours | non revu depuis |
| 55 | 56 ans | 1er juin | il y a 2 m. | Solution 20 0/0 collyre 5 0/0 | 7 juin | 7 jours | non revu depuis |
| 56 | 38 ans | 6 juin | il y a 1 m. | Solution 20 0/0 collyre 5 0/0 | 11 juin | 5 jours | 27 juin |

## Conjonctivite pseudo-membraneuse

Nous avons placé à part sous cette dénomination l'observation d'un cas où les examens microscopiques et les cultures n'ont donné aucun résultat permettant d'être fixé sur la nature de l'agent pathogène.

### Observation

Enfant L..., 4 ans 1/2, est amené par sa mère à la consultation, le 18 avril 1898. Depuis le 10 avril, le petit malade a les paupières collées le matin, la mère lui lave fréquemment les yeux avec de l'eau boriquée, mais comme l'affection augmente de jour en jour, elle se décide à le faire examiner. Comme l'enfant va à l'asile où il y a quelques enfants ayant mal aux yeux, la mère pense que son enfant a dû être contagionné par un de ses petits camarades.

A l'examen, on constate des deux côtés, une tuméfaction considérable de la paupière supérieure qui recouvre l'inférieure, une sécrétion muco-purulente peu abondante suinte sous la paupière tuméfiée. En ectropionnant la paupière supérieure, ce qui détermine des cris violents de l'enfant, on constate sur la conjonctive tarsienne la présence d'une fausse membrane épaisse, jaune grisâtre, sous laquelle la conjonctive saigne. La conjonctive de la paupière inférieure ne présente qu'un léger enduit blanchâtre se détachant facilement.

On recueille l'épaisse fausse membrane dans une éprouvette stérilisée et nous l'adressons au Laboratoire municipal de la Ville de Paris, pour l'examen bactériologique. De notre côté, nous cherchons à déterminer, par des examens microscopiques répétés, la nature de l'agent pathogène. Toutes les recherches ont été négatives et on n'a pu savoir si l'on se trouvait en présence d'une conjonctivite à bacilles de

Lœfler, à streptocoques, à gonocoques ou simplement à une variété particulièrement intense de conjonctivite à bacilles de Wecks. Le résultat heureux du traitement nous ferait plutôt penser à cette dernière hypothèse.

*Traitement* : Badigeonnages biquotidiens avec la solution de protargol 20 p. 100 et insufflation de poudre de protargol. Collyre au protargol 5 p. 100 trois fois par jour et lavages à l'eau boriquée.

Le 20 avril. Les fausses membranes se détachent plus facilement sans que la conjonctive saigne. Le petit malade pousse des cris toujours lorsqu'on ectropionne la paupière supérieure.

Le 21. L'amélioration est très manifeste. Les fausses membranes ont diminué d'épaisseur, ne sont plus jaunes grisâtres mais ont pris un aspect rosé fibrineux.

Le 22 et le 23. Le petit malade n'est pas amené à la consultation.

Le 24. On ne constate aucune recrudescence du mal, malgré ces deux jours où les badigeonnages n'ont pas été faits; au contraire le mieux s'accentue.

On conseille cependant à la mère d'amener régulièrement son enfant tous les jours et on lui continue toujours le traitement.

Le 25. Les fausses membranes ont disparu presque complètement, encore léger enduit sur la conjonctive tarsienne supérieure.

Le 30. Tout est normal.

## De la valeur comparée du Protargol et du nitrate d'argent.

En considérant les résultats obtenus par l'emploi du Protargol dans les différentes conjonctivites dont nous venons de rapporter un certain nombre d'observations, on voit tout de suite que ce médicament est un agent dont l'action thérapeutique égale celle du nitrate d'argent. Nous ne voudrions pas le déclarer d'emblée supérieur à la pierre infernale; en agissant ainsi nous oublierions trop facilement le scepticisme que nous avons montré tout d'abord sur sa valeur, lors des premiers essais de M. le Dr Darier. Nous croyons donc utile et juste d'exposer comment notre conviction a été entraînée et pourquoi nous regardons aujourd'hui la solution de Protargol comme une préparation préférable à la solution de nitrate d'argent en oculistique.

Dans un chapitre précédent nous avons rappelé les inconvénients du nitrate d'argent; examinons si le Protargol les présente ou s'il en possède d'autres.

Les premières applications de la solution de protargol que nous avons eu l'occasion de faire personnellement n'ont pas été bien démonstratives en ce qui concerne la moindre intensité de la douleur produite par ce topique. Nous voyions en effet les patients se plaindre de cuissons désagréables et assez vives et demeurer les paupières étroitement fermées après une simple instillation de solution 5 p. 100. Après un badigeonnage avec la solution 10 p. 100, certains mêmes, soit par habitude de ce qu'ils ressentaient après l'emploi d'autres topiques, soit par nervosisme exagéré, se plaignaient assez vivement pendant un certain temps qui, à défaut de sujet de comparaison, nous semblait de durée égale à celle de la cuisson produite par l'emploi du nitrate d'argent. Cependant, après avoir usé de Protargol chez un malade pendant deux ou trois jours, si, sans le prévenir, on fait ensuite usage du nitrate d'argent, le tableau n'est plus du tout le même et l'on est facilement convaincu après plusieurs tentatives analogues, que la douleur est véritablement moindre avec le Protargol. Après un badigeonnage avec la solution de Protargol à 33 p. 100, (Protargol 5 grammes, eau distillée 10 grammes) le malade, au bout d'un quart d'heure environ, pourra vaquer à ses occupations; après une cautérisation au nitrate d'argent en solution à 2 p. 100, même après instillation préalable de collyre à la cocaïne, les patients pourront souffrir des heures entières, ce qui, chez certains, leur fait redouter l'application du caustique au point de les amener à négliger le traitement.

Le Protargol produit-il l'argyrose? C'est une question que le temps résoudra. Actuellement, nous ne pouvons y répondre affirmativement ou négativement, n'ayant pas encore eu l'occasion d'observer de traitement prolongé au Protéinate d'argent.

Nous arrivons maintenant aux deux grands inconvénients du nitrate d'argent : la formation des fausses membranes et l'infiltration cornéenne. Jusqu'au 15 juin, soit donc après cinq mois d'emploi très attentionné, nous aurions déclaré le Protargol incapable de produire de semblables complications. L'observation de conjonctivite pseudo-membraneuse rapportée plus haut nous avait même laissé penser que la solution de Protargol, loin de produire ou d'augmenter la formation de fausses membranes, se comportait très bien à leur égard et favorisait leur disparition. Nous avions employé de plus des solutions à 10, 20, 33 p. 100, la poudre elle-même sans avoir observé la moindre réaction, le moindre accident. Or, peut-on rendre responsable le Protargol, de ce que nous avons observé dans l'observation XXXIX, c'est difficile de l'affirmer. Certes, les badigeonnages déterminaient une réaction assez vive inaccoutumée, un exsudat opalescent tapissait la surface conjonctivale après chaque application; enfin, après huit jours de traitement, alors que la sécrétion était tarie presque complètement, on constatait une infiltration cornéenne. Si, de ce cas qui, sans être malheureux (le malade étant actuellement guéri sans perforation cornéenne avec un léger leucome) est cependant pénible et mérite qu'on s'y arrête, nous rapprochons celui relaté à l'observation XXXI, où nous avons vu insuffler de la poudre de Protargol dans des yeux où existaient des ulcérations cornéennes, on se demande si nous ne devons pas admettre une idiosyncrasie en vertu de laquelle tel individu serait incapable de supporter sans réaction vive la moindre irritation de sa conjonctive. Nous ne nous permettons pas de conclure sur de semblables faits, nous les exposons simplement et en prenons bonne note pour notre pratique ultérieure. Nous dirons donc maintenant, en nous tenant dans une prudente réserve, que le Protargol est beaucoup moins irritant que le nitrate d'argent et *en général* peut être employé même à dose élevée sans crainte de complications.

Quoi qu'il en soit la supériorité du protargol sur le nitrate semble s'affirmer : il n'en a pas les inconvénients, il est aussi efficace comme traitement curatif ; car ceux qui n'en ont pas obtenu d'aussi bons résultats qu'avec le nitrate d'argent ne l'ont sans doute pas employé avec la constance nécessaire. Si le Protargol se montre également bon prophylactique, il est appelé assurément à remplacer le trop caustique nitrate d'argent. A ce dernier point de vue M. Fürst, de Berlin, a employé le protargol à 10 0/0 chez des nouveau-nés de mères atteintes d'écoulements blennorrhagiques. Après désinfection vaginale au sublimé, il lavait abondamment les yeux des bébés avec un tampon d'ouate trempé dans la solution de protargol sans même en instiller dans le sac conjonctival. Il n'a encore traité que 8 cas ainsi et aucun n'a été atteint. Il pense donc que le protargol, qui a sur le nitrate « l'avantage de ne pas se précipiter, de ne pas être irritant ni difficile à appliquer, en même temps d'épargner le linge », peut être mis sans crainte entre les mains des sages-femmes. Avant de se prononcer catégoriquement attendons des statistiques favorables aussi nombreuses que celles obtenues sur la méthode de Crédé. Nous ne voudrions pas déclarer le protargol excellent prophylactique, parce que nous avons vu un cas où ayant fait instiller prophylactiquement le collyre au protargol 5 p. 100, un œil est resté sain, alors que son congénère, atteint de conjonctivite purulente gonococcique, réclama pour sa guérison neuf jours de cautérisations biquotidiennes et de collyre. (Observation XXXVI.)

Il faut avoir toute l'autorité et la haute science de M. le professeur Pflüger (Berne) pour se permettre de conclure ainsi après l'examen d'un seul cas. L'éminent professeur, contrairement aux autres ophtalmologistes qui, à la suite de M. Darier, ont publié les résultats favorables obtenus avec le protargol, ne reconnaît pas à cette préparation une grande valeur, loin de là; il l'a essayée comme traitement abortif en instillations avec la solution 1/4 p. 100 chez un bébé atteint d'ophtalmie purulente qu'il a eu l'occasion de soigner le dix-neuvième jour de sa naissance, dix jours après la déclaration de l'ophtalmie. Il a dû, après deux jours, recourir à son ancienne méthode des grands lavages au permanganate de chaux, pour éviter des désastres du côté de la cornée. Le cas est sérieux; mais on peut penser que la solution employée 1/4 p. 100 est plutôt à une dose homœopathique, surtout si l'on veut bien se rappeler que le protargol ne contient que 8,3 p. 100 d'argent ; or, l'homœopathie est dangereuse avec un agent aussi virulent que le gonocoque ! Il faut cependant là encore se rappeler le fait et l'avoir présent à l'esprit lors d'essais ultérieurs sur la valeur du protargol comme prophylactique et abortif de l'opthalmo-blennorrhée.

Le hasard n'a pas servi nos souhaits en ne nous offrant pas l'occasion de traiter par le protargol une conjonctivite gonococcique virulente chez l'adulte. Les notions que nous avons maintenant sur la valeur thérapeutique du topique nous laisse espérer que, le cas échéant, nous en obtiendrons d'aussi bons résultats qu'avec le nitrate d'argent.

Avant d'en arriver au mode d'emploi du protargol et aux conclusions de cet écrit nous examinerons rapidement les tentatives diverses faites avec le protargol dans le traitement d'affections telles que la blépharite, la dacryocystite.

Dans la blépharite ciliaire et la blépharo-conjonctivite, nous n'avons pu réunir un nombre d'observations suffisant, qui puisse nous faire affirmer l'efficacité du protargol à leur égard. M. le Dr Domec, de Dijon, a obtenu dans un cas de blépharite ancienne un résultat merveilleux par l'emploi du protéinate d'argent. M. Ginestous (Bordeaux) conclut trop vite, en disant que « dans la blépharite ciliaire, le protargol donne d'excellents résultats » le peu d'observations qu'il donne à l'appui n'étant pas fait pour entraîner la conviction. Nous pensons cependant que, dans ces affections, le protargol peut donner tout au moins d'aussi bons résultats que le nitrate d'argent.

En ce qui concerne la dacryocystite, nous nous en tenons à l'opinion de M. Darier qui regarde la solution à 10 p. 100 de protargol comme capable de tarir la sécrétion purulente mieux peut-être que tous les autres topiques et sûrement avec plus de rapidité et moins de douleur.

**Doses et mode d'emploi du protargol.**

En résumé, les seules indications nettes et précises que nous puissions formuler sur l'emploi du protargol ont trait au traitement des trois variétés de conjonctivites dont nous avons rapporté plus haut les observations.

Pour badigeonner la muqueuse conjonctivale, il n'est besoin que de deux solutions de protargol : celles à 20 100, et à 33 p. 100. (Protargol 5, eau distillée 10.)

Pour collyres la solution à 5 p. 100 sera suffisante, rarement on pourra recourir à celle à 10 p. 100.

Dans la *conjonctivite à bacilles de Wecks* on fera un badigeonnage journalier avec la solution 20 p. 100 qui amènera, en général, la guérison en trois jours dans les formes légères, en cinq jours dans les formes intenses. A la maison on prescrira toujours le collyre 5 p. 100 deux gouttes trois fois par jour entre les paupières, ainsi que les lavages fréquents à l'eau boriquée.

Dans la *conjonctivite à gonocoques*, il sera bon, considérant la susceptibilité possible de certaines conjonctives, d'établir tout d'abord les badigeonnages avec la solution 20 p. 100, et si, ce qui sera l'habitude, il ne se produit pas de réaction on en arrivera tout de suite aux badigeonnages bi-quotidiens avec la solution 33 p. 100 capables d'enrayer et de juguler l'affection en huit ou dix jours. A cette époque on ne devra pas cependant cesser brusquement les badigeonnages : on doit même les continuer un certain temps (8 à 10 jours) pour tarir le suintement chronique qui s'établit presque toujours après les symptômes aigus de la conjonctivite purulente à gonocoques. Bien entendu on prescrira également le collyre 5 p. 100 trois fois par jour et les lavages à l'eau boriquée. Si la réaction de la conjonctive d'une susceptibilité inaccoutumée empêchait les badigeonnages, on se contenterait d'instiller le collyre 5 p. 100, quatre, cinq fois par jour.

Enfin dans la conjonctivite à diplobacilles les deux solutions peuvent être indifféremment employées. L'une et l'autre, si elles amendent les symptômes et semblent amener la guérison en six à huit jours, ne procurent pas de cure radicale. La solution de sulfate de zinc au 1/40 préconisée par M. Morax, bien que douloureuse ou du moins fort désagréable, nous semble préférable à en juger d'après les observations que nous recueillons actuellement.

## CONCLUSIONS

Comme conclusions, M. le Dr A. Darier a bien voulu nous permettre de reproduire celles qu'il tire lui-même de ses nombreuses recherches, qui seront bientôt consignées dans un prochain travail.

Les voici résumées :

1° Les sels d'argent, en général, sont les topiques de choix dans presque toutes les affections sécrétantes de la conjonctive. Le nitrate d'argent le premier a su s'imposer presque comme un spécifique ;

2° L'argentamine, dont le pouvoir de pénétration est cinq fois plus marqué que celui du nitrate d'argent présente de réels avantages sur ce dernier sel;

3° Le protargol a toutes les propriétés antiseptiques des deux sels précédents, mais il est moins caustique, aussi paraît-il appelé à prendre le premier rang parmi les topiques applicables à un organe aussi délicat que l'œil. Il se mélange intimement aux secrétions oculaires, provoque beaucoup plus rarement que le nitrate la formation de pseudo-membranes, d'escarres conjonctivales.

4° La *conjonctivite à bacilles de Wecks* est guérie radicalement en trois à cinq jours par le protargol.

5° La *conjonctivite purulente à gonocoques de Neisser* est très rapidement améliorée puis guérie par les attouchements biquotidiens combinés aux instillations répétées de collyre 5 p. 100. La sécrétion est en général tarie en huit jours et la guérison est complète en quinze jours, à moins d'irrégularités dans le traitement. En cas de susceptibilités idiosyncrasiques, il faut n'employer que des solutions légères en instillations répétées plusieurs fois par jour.

6° La *conjonctivite à diplobacilles de Morax* paraît d'abord favorablement influencée par le protargol comme par le nitrate, puis surviennent des rechutes fréquentes que l'on combattra plus sûrement par le sulfate de zinc.

7° Bon nombre de blépharo-conjonctivites non spécifiques sont très améliorées et même souvent guéries par le protargol.

8° Les dacryocystites sont très favorablement influencées par des injections d'une solution 5 ou 10 p. 100 de protargol.

9° Dans la conjonctivite granuleuse, l'argentamine est préférable au protargol qui n'a pas assez de mordant, de causticité, pour agir sur les granulations.

## INDEX BIBLIOGRAPHIQUE

ABADIE. — Sur la manière de pratiquer les cautérisations dans le traitement de l'ophtalmie purulente (*Clinique Opht.*, n° 5, p. 68-70, année 1895).

ABADIE. — L'ophtalmie purulente des nouveau-nés, Complications provoquées par les traitements intempestifs (*Clinique Opht.* n° 4, p. 49-52, avril 1896).

BENARIO. — Du Protargol, un nouvel antigonorrhéique et antiseptique (*Deutsch. Med. Wochens*, 1897, n° 49).

DARIER. — Des nouveaux sels d'argent en thérapeutique oculaire. (Communication à l'Académie de Médecine, séance du 11 janvier 1898).

DARIER. — Guérison de l'ophtalmie purulente par le Protargol (*Clinique opht.* n° 6, année 1898, p. 61-64).

DARIER. — Des indications thérapeutiques fournies par l'examen bactériologique des sécrétions conjonctivales (Soc. d'Oph. Paris, 7 juin 1898).

DENEFFE. — Le Protargol en ophtalmologie (*Bull. de t'Acad. roy. de Méd. de Belgique.* Séance du 26 fév. 1898).

FROMAGET. — Traitement de l'ophtalmie purulente par le formol (*Annales d'oculistique*, février 1895).

FUCHS. — Manuel d'ophtalmologie.

FURST. — De la prophylaxie et du traitement de l'ophtalmoblennorrhée (*Fortschr. der Med.*, 1898. Heft 4).

GAUPILLAT. — Sur la manière de pratiquer les cautérisations dans le traitement de l'ophtalmie purulente. Suppression des pinceaux, stylets tampons (*Clinique Opht.*, n° 8, p. 116-118, année 1895).

GELPKE. — Des agents provocateurs de la conjonctivite catarrhale épidémique (C. r. du congrès d'opht. d'Heidelberg, août 1896).

GINESTOUS. — Le protargol en thérapeutique oculaire (*Gaz. hebd. des Sciences Méd. de Bordeaux*, mai 1898).

GREEFF. — Des conjonctivites épidémiques (Soc. de Méd. de Berlin, 23 mars 1898).

HOOR. — Des grandes irrigations de Kalt dans le traitement de l'ophtalmie purulente (*Centralb f. Augenh.* août 1896).

HOOR. — De l'éthylène diamine phosphate d'argent (*Klin. Monats f. Augenh.*, juillet 1898).

HOOR. — De l'argentamine comme prophylactique de l'ophtalmie des nouveau-nés (*Clinique opht.* nov. 1897, n° 10 p. 230-232).

IMRE. — De l'éthylène diamine phosphate d'argent (*journal hongrois Szemenex*, 1895, n° 5.)

JUAN SANTOS FERNANDEZ. — L'ophtalmie purulente des nouveau-nés dans l'île de Cuba (Soc. d'Opht. de Paris, 5 avril 1898).

KALT. — Traitement de l'ophtalmie purulente par les grands lavages. (Communication à l'Académie de Médecine, séance du 29 octobre 1895).

KNIES. — Des affections gonorrhéiques de la conjonctive et de leur traitement (*Zwanglosen Abhandlungen*).

MERGL. — L'emploi de l'Itrol dans les maladies des yeux (*Aerztliche Rundschau*, p. 48).

MORAX. — Recherches bactériologiques sur l'étiologie des conjonctivites aiguës. (Thèse de Paris, 1894.)

MORAX. — La conjonctivite subaiguë, étude clinique et bactériologique. (Soc. d'opht. de Paris, séance du 5 déc. 1897).

MORAX. — Diagnostic microscopique des conjonctivites. (C. r. du Congrès d'opht. de Paris, année 1897).

NENADOVIC. — Traitement du trachôme par l'Itrol. (C. r. du Congrès de Moscou, août 1897, sect. d'ophtalmologie.)

PARINAUD. — Conjonctivite lacrymale à pneumocoques des nouveau-nés. (*Annales d'oculistique*, déc. 1894).

PFLUGER. — (*La Clinique Ophtalmologique* n° 12, année 1898).

ROMIÉE. — De l'ophtalmie purulente des nouveau-nés. *Clinique opht.*, janvier 1896, n° 1, p. 3-6).

ROOSE. — Le Protargol en thérapeutique oculaire. (*Ann. de l'Inst. Saint-Antoine à Courtrai*, p. 51-57).

SAUVINEAU. — Le nitrate d'argent et les nouveaux traitements de l'Ophtalmie des nouveaux-nés. (*Revue de thérapeutique médico-chirurgicale*, n° 1, janvier 1895).

SCHÆFFER. — De l'action antiseptique de l'éthylène diamine phosphate d'argent. (*Zeitschrift für Hygiene und infections Krankheiten*, 1894).

UHTHOFF. — Sur la bactériologie des inflammations de la cornée et de la conjonctive (C. r. du Congrès de Moscou, août 1897, section d'ophtalmologie).

VAN DEN BERGH. — Du danger des lotions au sublimé et des attouchements au nitrate d'argent, comme méthode prophylactique chez les nouveau-nés. (*Presse médicale belge*, octobre 1895).

VIAN. — Des solutions concentrées de permanganate de potasse dans le traitement de l'ophtalmie purulente chez le nouveau-né et chez l'adulte. (Congrès de Paris, année 1897).

WECKS. — The pathogenie microbe of accute catarrhal conjunctivitis, New-York, 1897.

WELANDER. — Contribution à l'étude de la transmission des gonocoques dans l'ophtalmo-blennorrhée. (*Wein. Klin, Rundschau*, n° 52).

ZIMMERMANN. — Etat actuel de la prophylaxie et de la thérapeutique de l'ophtalmo-blennorrhée des nouveau-nés. (*Vortrag, gehalten in ærzslich. Verein in Stuttgart*, août 1897).

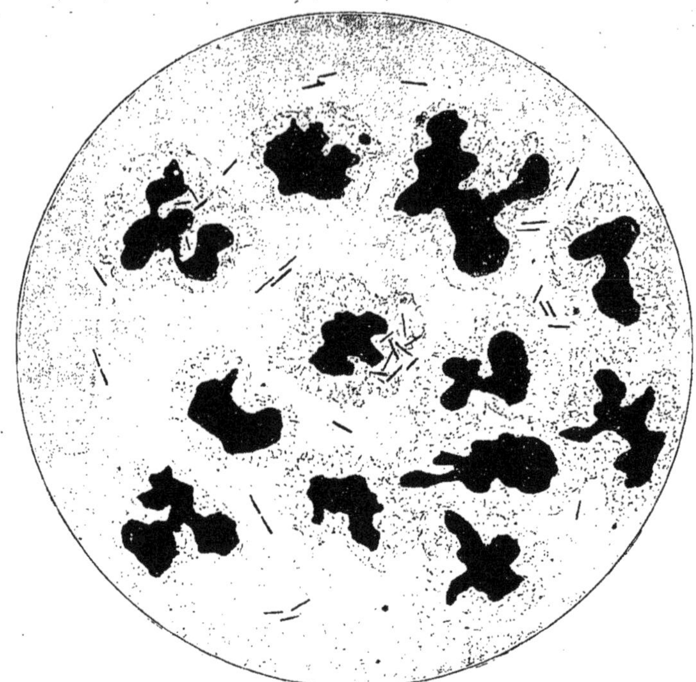

Bacilles de Wecks.
(Objectif à immersion 1/12 oculaire 3.)

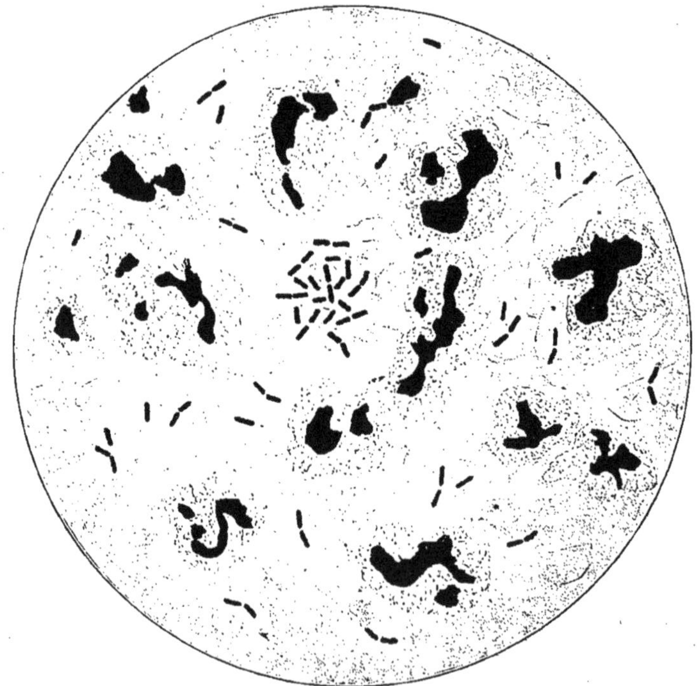

Diplobacilles de Morax.
(Objectif à immersion 1/12 oculaire 3.)



**Nota.** — *Les gonocoques étant très connus, nous n'en donnons pas de figure.*

# TABLE DES MATIÈRES

www.ingramcontent.com/pod-product-compliance
Ingram Content Group UK Ltd.
Pitfield, Milton Keynes, MK11 3LW, UK
UKHW021552260726
13993UKWH00002B/798

9 782329 163239